NOTICE HISTORIQUE

SUR L'AMBULANCE

De la Société médicale Hahnemannienne fédérative

RUE ALBOUY, 28.

NOTICE HISTORIQUE

SUR L'AMBULANCE DE LA SOCIÉTÉ MÉDICALE

HAHNEMANNIENNE FÉDÉRATIVE

RUE ALBOUY, 28

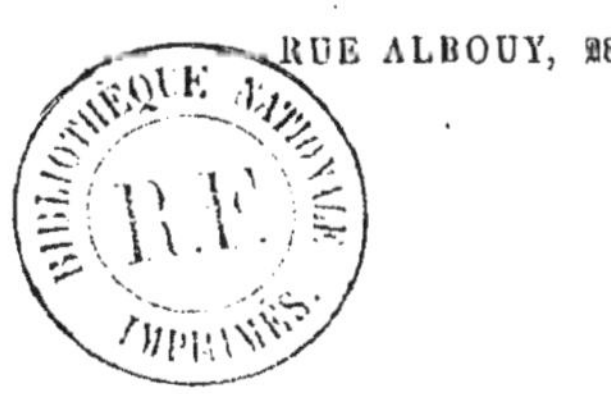

PARIS

J.-B. BAILLÈRE PÈRE ET FILS.

LIBRAIRE DE L'ACADÉMIE DE MÉDECINE

RUE HAUTEFEUILLE, 19,

1871

NOTICE HISTORIQUE

SUR L'AMBULANCE

De la Société médicale Hahnemannienne fédérative

RUE ALBOUY, 28

La France vient de traverser une des plus dures et des plus cruelles épreuves qu'un peuple éminemment civilisé puisse jamais subir.

Un des plus beaux foyers de lumière intellectuelle du monde a failli s'éteindre sous l'avalanche grossière de hordes vraiment sauvages, malgré leur masque de civilisation.

Conduites par un chef papelard, leur but était de nous arracher deux provinces. Sans la crainte de faire rugir le lion jusqu'au fond de sa tanière, elles eussent tout pris au nom de leur Guillaume, après le pillage préalable de toutes nos richesses. Elles nous auraient laissé la liberté seule de nos bras pour cultiver le beau sol de France, pour activer nos riches industries en leur nom et à leur profit. Elles auraient fait peser un autre joug de servage sur le peuple qui l'a le plus vigoureusement secoué. Nous aurions eu pour maîtres des barons de l'empire d'Allemagne, des rustres dégrossis à notre contact, puis enrichis de nos dépouilles par la *générosité* de leur *maître*. Mais, rusé Bismarck, tu t'es demandé si enfin l'ours blanc, si le fameux léopard dormiraient assez longtemps !

O Allemands, peuple sinon de premier titre, au moins très-intelligent, prends nos richesses, vole nos provinces, pille nos maisons, mais puisses-tu savoir avant dix ans combien coûte la perte de l'amitié, des relations familières d'un peuple comme celui que tu aurais daigné t'agréger.

Voilà ton œuvre de vingt ans, César de contrebande !

Horrible abîme où pouvait nous faire sombrer l'égoïste ambition d'un règne de crimes, de turpitudes, de félonie, de spoliation, malhonnête en tout et lâche !

Telle est la cause qui a préparé le fléau dévastateur qui te laisse couverte de ruines, chère et bien aimée patrie. D'illustres historiens raconteront éloquemment tous les navrants détails, mais ne te plaindront pas plus sincèrement, avec des larmes plus amères.

Telle est la source de tous nos malheurs actuels ; telle aussi la cause de tant de sacrifices et de dévouements dont il m'appartient de parler ici. En temps ordinaire, le dévouement et la charité se partagent plus particulièrement entre le prêtre et le médecin. Cette fois, ce sera l'œuvre de tous.

Menacés de tous côtés par la guerre, grand fléau générateur de tant d'autres ; en proie depuis longtemps à une horrible épidémie ; le moral dès lors mal préparé pour résister à d'autres et non moins cruelles calamités ; telle était la situation de Paris pour ceux qui ne pouvaient pas, ou qui ne devaient pas s'en aller. L'isolement de tout et de tous, en face des plus tristes et des plus lugubres perspectives.

Aggravation progressive de l'épidémie (1) ; augmentation de toutes les autres maladies par suite du dénûment rapide en toutes choses ; par les fatigues, le chagrin qui avait tant de causes, hélas ! la dépression morale, si fertile en phénomènes de destruction.

Que faire ? Attendre, se résigner en face de la désolation qui allait se produire ? Tant qu'il reste à l'homme un moyen de

(1) Variole.

défense possible, tant que le courage n'est pas complétement abattu, tant qu'il surgit un devoir de résistance utile, un service à rendre, un bienfait à accomplir, ce n'est pas encore l'heure de la résignation.

Pas d'inutile passivité, multiplions-nous d'abord par le dévouement. Paris l'a noblement et vaillamment compris. Cette capitale que tant de poltrons accusent, que tant d'hébétés ne sauraient comprendre, que tant d'égoïstes et de jaloux voudraient voir confondre, a voulu cette fois encore se maintenir à sa véritable place.

D'autres diront ce qu'il a été, ce qu'il aurait pu être comme soldat, ce Paris; comment il a su improviser sa défense, ses armes, ses munitions, ses ressources, tirer parti de tout, faire l'impossible, je n'ai à parler ici que des œuvres de dévouement et en particulier de celles qui concernent les secours aux blessés, aux malades militaires. La tâche est encore assez belle pour que j'aie besoin d'indulgence.

Tout le monde comprit l'insuffisance certaine de nos établissements hospitaliers; déjà trop petits pour la quantité d'infortunés à recueillir par suite de l'épidémie de variole jointe à l'effectif ordinaire de nos hôpitaux, et grossi encore tous les jours par le nombre des vieillards et des enfants de la banlieue. Premières victimes, les uns de la fatale influence du régime alimentaire et de la concentration dans des espaces trop restreints, les autres y ajoutant toutes sortes d'anxiétés morales.

On parla donc d'ambulances. Aussitôt chacun se met à l'œuvre, pense, cherche, s'ingénie, prête, donne, se gêne beaucoup quelquefois pour ne pas rester en retard de dévouement dans une crise si épouvantable; car il s'agit du salut de la patrie, de la vie de ses chers défenseurs. Et quelle famille n'y avait pas ce double intérêt!

Dès les premiers jours, les médecins composant la *Société Hahnemannienne fédérative* décidèrent spontanément qu'ils donneraient tous leurs soins à la fondation et au soutien d'une ambulance.

La seule question des voies et moyens dut l'arrêter quelques jours. Elle avait bien une certaine somme en caisse; mais les donateurs y avaient mis une autre intention; c'était celle de la fondation d'un hôpital homœopathique pour les enfants. Quelques-uns même, consultés à cet égard, répondirent qu'ils préféraient souscrire une seconde fois au profit de l'ambulance.

Allons, mes chers confrères, en route! C'est à la bourse, c'est au mobilier, c'est au linge, c'est à la marchandise même de nos clients qu'il faut nous en prendre. Pas de fausse honte; nous mendierons pour la patrie. Une seule bonne âme entraînera les autres.

Le premier sollicité laisse tomber mille francs dans notre pauvre escarcelle. Un autre nous donne trois lits complets, des chaises, des fauteuils, des tables et de l'argent comme utile accompagnement. Tout un ménage.

S'il fallait de la hardiesse, du courage au début pour oser demander au nom de la patrie, de ses défenseurs, nous sommes tout réconfortés; voilà de bonnes âmes qui ont relevé notre énergie, doublé nos forces. A qui n'en a pas l'habitude, les premières étapes sont dures, ce sera désormais tous les jours un petit apport à la caisse, au mobilier. La province s'en mêlera, s'il le faut, et ma chère ville de Caen n'est pas demeurée sourde. Elle a voulu avoir sa part dans nos faibles, mais bien profonds remerciements. Malheureusement l'investissement a trop tôt fait cesser nos rapports.

Le plus difficile est donc fait; nous aurons un mobilier, de l'argent, nous aurons même, et ce n'est jamais de trop, nous aurons de l'économie.

C'est un local qu'il nous faut maintenant.

Trop de propriétaires ont des maisons inoccupées; mais la plupart sont des maisons neuves. C'est un défaut au point de vue de l'hygiène, surtout pour les malades : plus elles sont neuves, plus elles sont mauvaises pour cet emploi.

En ce temps-là, j'étais le médecin d'une dame possédant un petit hôtel dont elle n'occupait que le rez-de-chaussée et le premier étage. J'y faisais même depuis deux ans, une fois par semaine, une consultation gratuite pour les pauvres du quartier. Lui demander de la place pour nos lits, c'était l'avoir déjà. Je savais combien elle est enthousiaste pour les bonnes œuvres tout d'abord. L'enthousiasme est une grande et noble passion, un feu qui brille d'un vif éclat, mais dont la flamme ne saurait durer longtemps pour le même but !

Grâce donc à madame Lebâtard, nous pouvions désormais utiliser notre mobilier.

Nous ne devions pas oublier cependant qu'il fallait entretenir et même augmenter le chiffre de nos espèces. C'était là le point délicat, surtout dans un moment où toutes les bourses étaient bien forcées de serrer leurs cordons. Mais le cœur français a la propriété de s'échauffer en proportion des difficultés. Rien de mieux que l'exemple pour forcer les coffres-forts, même les plus ferrés. N'avions-nous pas, pour nous appuyer, les beaux exemples du début? On donne, on ne réfléchit pas, et quand on y pense après... Mais après, on est très-content de soi. On a fait une bonne action ; on se trouve bon, on se croit meilleur ; et la patrie est encore plus aimée. On a sa plus juste récompense.

Voilà donc des rouages, des ressorts, tout un mécanisme. Mais il faut de l'ordre, de l'arrangement pour mettre tout l'organisme en mouvement. Ce n'est plus que l'affaire d'un peu de tête, de dévouement, de cœur. Du cœur ! mais n'avons-nous pas en cela, comme providence, les femmes ! Et vous le verrez bien, chers lecteurs ; elles seront partout, toujours.

Qui distribuera, qui mettra en place, qui tiendra la comptabilité des choses prêtées ou données, meubles, literie, lingerie, dépenses? Des femmes. Qui approvisionnera l'Ambulance de tout ce qu'il faut pour la nourriture et les soins à donner aux malades? Des femmes. Tant que des approvisionnements sont possibles, hélas! Et quand les ressources du chauffage seront épuisées, qui fera des démarches aux mairies pour obtenir l'autorisation de pouvoir *réquisitionner* les chantiers *moyennant finances?* Des femmes!

Je n'en finirais pas de tous ces détails; mais, en bonne justice, ne devrais-je pas nommer madame PITET et madame LEBOUCHER?

Et quand l'argent nous manquera, quelle sera notre ressource? Encore des femmes. On organisera une matinée musicale au bénéfice de l'Ambulance. On trouvera facilement des artistes d'ailleurs; ce n'est pas là le difficile. Quand il s'agit d'une bonne œuvre, quand il s'agit de dévouement, les artistes n'auraient-ils rien pour eux-mêmes, ils trouvent toujours du talent au service de la charité.

Le refuge est prêt; les malades arrivent. Qui les surveillera? qui les soignera? qui les consolera? D'admirables femmes que je ne saurais assez louer; trois sœurs de l'ordre de la Charité de la Présentation de la sainte Vierge, de Tours (1). La sollicitude, la douceur, la patience! Et Dieu sait ce qu'il leur en a fallu, combien elle a été mise à l'épreuve! non par les malades, cela se concevrait. Mais ici le papier refuse l'encre. Je n'ai à rendre compte que des mérites de la

(1) Je sais qu'on m'a quelque peu critiqué pour m'être adressé à des religieuses plutôt qu'à des femmes laïques. Quel est donc, disait-on, cet archilibre penseur qui va chercher des religieuses pour garder les malades d'une ambulance? — Noblesse oblige; et précisément j'ai compris que la libre pensée oblige à la tolérance plus que la pensée sans essor, enchaînée. Liberté a pour complément, devoir. Je ne me sens vraiment libre qu'en respectant la liberté des autres. Et parce qu'un autre ne pense pas comme moi, ai-je le droit de l'empêcher d'exercer la charité à côté de moi? nos sœurs n'ont pas trouvé mauvais qu'une dame à qui nous devons de la reconnaissance, madame de Morsier, vînt enseigner la lecture à nos malades, et pourtant elle est protestante. Nous n'avons pas songé à demander à nos bienfaiteurs quelle est leur philosophie ou leur religion.

charité. Le reste, avec quelques autres faits, pourrait servir de sujet à un chapitre intitulé : *Ce qu'il en a coûté pour faire le bien.*

Ceux de nos malades qui l'ont désiré, ont toujours trouvé des consolations très-dévouées et très-discrètes auprès de M. l'abbé de Garat, digne prêtre qui venait presque tous les jours leur apporter de la distraction et de bonnes paroles. Il avait un mot bienveillant pour tous et trouvait toujours délicatement ce qui convenait pour chaque position. Ses exhortations réconfortantes étaient pour beaucoup comme un rayon de soleil au milieu d'un dur et sombre hiver (1).

Le gros du service était fait par un infirmier et une infirmière qui ne méritent aussi que nos éloges, autant par leur désintéressement que par leur dévouement; pourtant il fallait passer des nuits!

On me pardonnera facilement de ne rien dire des médecins, si ce n'est que l'étranger, l'Américain, n'a jamais été le moins dévoué (2).

La lingerie était entretenue par une ouvrière aux frais de madame Bonnotte.

Ma tâche ne serait pas complète, si je ne disais rien de nos rapports avec ceux qui exerçaient une autorité déléguée sur les ambulances.

Nos relations avec le service de santé de l'armée ont toujours été des plus courtoises. Je prie tout particulièrement M. le chirurgien major inspecteur Vauthier de croire à notre bon souvenir.

L'homœopathie seule, l'homœopathie vraiment Hahnemannienne, a été pratiquée comme méthode thérapeutique, sans que personne ait jamais songé à nous adresser une critique,

(1) Sa récompense ne s'est pas fait attendre, hélas! il a subi trois semaines de prison cellulaire sous le régime de l'infâme Commune.

(2) Il serait pourtant injuste de passer sous silence les services rendus aux malades de l'ambulance par M. Leboucher (Isidore), tant que ne l'appelaient pas ailleurs ses fonctions d'aide-major du 180e bataillon de la garde nationale.

ou la plus simple observation. Nous osons croire que c'est un succès pour notre doctrine et un encouragement pour ceux qui ont déjà souscrit ou qui se proposent de souscrire pour la fondation d'un hôpital homœopathique destiné aux enfants. C'est un projet ajourné à cause du malheur des temps, mais non abandonné.

Les délégués comme inspecteurs des ambulances municipales ont droit aussi à nos témoignages de gratitude ; mais il en est un surtout que je dois tout spécialement désigner, c'est M. Léon Durand.

Nous n'avons certes pas eu de beaux jours pendant cinq mois ; mais la dernière période fut de beaucoup la plus dure. Il n'y avait plus la ressource des halles et marchés, ni des fournisseurs spéciaux. Ce qui était ordinairement l'abondance, le superflu, n'est plus que le vide, le néant. Il faut pourtant que les malades en souffrent le moins possible. Les provisions épuisées, il faut, comme dernière ressource, aller tous les deux jours à l'hôpital du secteur auquel appartenait l'ambulance, chercher les maigres rations militaires. Il fallut bien recourir aux approvisionnements de l'internationale et de la ville. C'est alors que M. L. Durand se multipliait, se trouvait partout, et comme inspecteur, et comme solliciteur, et comme pourvoyeur.

Y avait-il donc assez de difficultés, assez de misères, mes chers et bienveillants lecteurs ? Mais que ne peut la charité, que ne peut le dévouement !

Eh bien, je ne vous rends compte ici sommairement que de l'œuvre d'un petit groupe. Imaginez, je m'adresse à ceux qui n'ont rien vu, qui n'y étaient pas, imaginez que du haut en bas de l'échelle sociale, tous les groupes, de tous les ordres, de toutes les appellations politiques et sociales n'ont pas eu moins de zèle, moins d'ardeur, moins de dévouement ; que beaucoup même ont pratiqué la charité sans cesser de se prodiguer aux devoirs de la défense.

Si vous pouvez vous faire une idée de toutes les ruines s'accumulant au milieu d'une immense population, ruines alimentaires, ruines hygiéniques, ruines pécuniaires, et bientôt ruines de nos édifices, de nos maisons, aggravées par une effrayante mortalité, une impitoyable épidémie, un rigoureux hiver, souvent pas de feu et peu de pain ! C'était navrant, c'était horrible ; mais le courage, le devoir et la volonté, toujours actifs, ont tout allégé, tout diminué. Il fallait sauver l'honneur de la France !

Il y a bien eu quelques égarements ; mais la nature humaine peut-elle tant et si longtemps souffrir et ne jamais crier ?

Voilà ce Paris, objet de tant de haines et de jalousies, que tant de gens, loin de ses souffrances, bien repus, au coin d'un bon feu pendant ce terrible hiver, voudraient voir mettre en quarantaine pour cause de peste révolutionnaire. Ils s'obstinent à ne voir du mot que le côté brutal, comme si révolution signifiait invariablement changement à coups de fusil ! Voir les faits, en chercher les causes, ce serait trop de fatigue pour leur esprit endormi dans la paresse. Ils ont peur, c'est assez pour eux ; aussi l'histoire aura sa justice (1).

Peut-être quelque ennuyé, quelque fâcheux trouvera-t-il que je parle de beaucoup de choses pour arriver à exprimer des témoignages publics de gratitude ? A ceux-là même je dois mes raisons.

(1) Ai-je besoin de dire toute ma réprobation contre l'audacieuse et criminelle tentative du 18 mars ? Cette insurrection du suffrage partiel contre le suffrage universel ; de l'ambition chronique contre l'ordre sanctionné ; cette folie qui décrète au nom de quelques milliers de trompés, comme ces 25 braillards de club si bien connus qui *décrètent* le lendemain, *au nom du peuple*, leurs violentes rêveries follement élucubrées la veille ! Voilà ce qu'aucun homme sensé ne pourra jamais justifier ! Eh ! messieurs, vous n'avez non plus rien oublié, rien appris ! Vous en êtes encore à prêcher l'assassinat ! (*Journal Officiel du comité central du 28 mars.*) Quel cas faites-vous donc de quelques-uns des vôtres, et des meilleurs, qui ont prêché et qui prêcheraient encore l'abolition de la peine de mort ? Tant que vous ne connaîtrez pas les lois qui

Tout le monde n'était pas à Paris ; et pour faire bien comprendre toute l'étendue de notre reconnaissance, il fallait bien résumer, le plus brièvement possible, les causes premières du mal, l'état de la situation, ses péripéties et ses conséquences.

Au nom de mes collègues et au mien, merci mille fois à tous ceux qui ont entendu notre appel et qui tous y ont répondu, nous le croyons. S'il y a eu quelques sourds, nous ne le savons pas; mais à ceux-là même nous disons merci, car nous n'avons pas à peser leurs raisons, mais à supposer à tous les meilleurs motifs et les plus pieuses intentions.

Merci pour le bien qu'on nous a donné le moyen de faire ; merci pour les témoignages de bonne fraternité ; merci pour tous les genres de dévouement dont nous avons été les témoins souvent émus; merci à tous ceux pour qui leur bourse, leur mobilier, leur temps, leur peine, leur fatigue, leurs conseils n'ont été que satisfaction du cœur.

La France a montré qu'elle possède toujours au plus haut degré les grandes vertus de charité, de dévouement, de patriotisme. Si elle n'a pu, malgré ces sublimes qualités, sauver notre chère patrie, elle a du moins su conserver intacts son courage, son honneur, son espérance !...

Par droit de conquête, par droit de la force, donc par droit brutal, l'ennemi nous dépouille de notre richesse, ce qui

organisent et différencient tout dans la nature, vous n'entendrez jamais rien ni à la liberté, ni à l'égalité, ni à la fraternité, ni à la justice ! Vous abuserez de cette formule sacrée, mais vous ne la comprendrez pas. L'idée de la *commune* est une belle et grande conception, mais il ne faut pas aller chercher ses moyens de réalisation dans les philosophes plus ou moins politiques, plus ou moins sensées de l'antiquité, ou son modèle dans les chartes du moyen âge. Autres temps, autres mœurs ; autres besoins, autres procédés ; pas d'imitations serviles, pas de souvenirs néfastes ; il faut être de son temps. Cela suppose que l'humanité du XIXe siècle ne pourrait supporter ni tyrannie béate, ni tyrannie farouche. »

Que de crimes, que d'horreurs commis depuis le jour où j'écrivais cette note !

n'est rien, mais aussi de nos deux bien regrettées provinces. Il nous dépouille, même sans droit d'aucune sorte, car il a des flots de pillards qui emportent tout; mais ce qu'il ne nous enlèvera pas, ce qui est au-dessus de lui, ce contre quoi la discipline honteusement brutale ne pourra jamais rien, c'est l'espérance, douce et bienfaisante consolatrice des malheureux ; c'est l'espérance, et elle nous reste tout entière, et nous sentons bien que l'avenir est encore à nous, qu'il sera notre... sauveur!

Il manquerait quelque chose à ce compte rendu si, avant de le clore, je n'adressais un mot de gratitude à M. de Mory, directeur de l'ambulance de la rue Saint-Lazare, n° 60. Lorsque nous dûmes fermer la nôtre, il y restait deux malades ayant encore besoin de soins pendant quelque temps. Il fallait bien qu'ils fussent recueillis. Connaissant de longue date l'habituelle bonté de M. de Mory et son empressement à être utile, je m'adressai à lui. Nos deux malades furent aussitôt accueillis avec une bienveillante amabilité, pour laquelle nous sommes tous heureux, mes collègues et moi, de lui exprimer ici notre bien cordiale reconnaissance.

Dr Leboucher,

Président de la Société Hahnemannienne fédérative.

A nos Confrères, Abonnés et Souscripteurs pour l'Ambulance de la rue Albouy, et l'Hôpital Homœopathique des Enfants.

Au milieu des graves événements que nous traversons, la suspension du journal faute d'ouvriers imprimeurs, et la longue interruption de nos communications. sont des faits qui portent en eux-mêmes, avec nos regrets, notre justification.

Le travail de cabinet veut le calme de l'esprit. Or, où se trouve le calme à cette heure? — Quels sont les esprits assez forts ou assez indifférents pour conserver, en se repliant sur eux-mêmes, la liberté de leurs méditations? Les hommes qui ont voué leur vie aux recherches utiles à l'humanité se croyaient en pleine civilisation, et voilà que, soulevée par les passions les plus détestables, après une longue et sourde élaboration de ses moyens d'attaque, une grande nation s'est ruée à l'improviste sur une autre nation sa voisine, non point pour lui apporter des lumières nouvelles et inconnues, non point même pour rivaliser avec elle sur le terrain de la fausse gloire dans les luttes courtoises et chevaleresques de la guerre, mais tout simplement pour la détruire, et livrer son sol au pillage, à l'anarchie et à la ruine. Nous voilà revenus à l'âge de fer des invasions barbares qui désolèrent autrefois la vieille Gaule.

Quelles sont donc les choses de ce monde qui, depuis ces

temps de barbarie, ont dû progresser dans l'humanité, pour qu'on ait pu se faire l'illusion décevante de se croire et de se dire en âge de civilisation et de progrès? — Les lettres? — Non. On les avait vu fleurir avec éclat côte à côte avec les luttes sauvages des peuples. — Les sciences? — Oui : — les sciences et les arts. Les sciences en effet ont grandi. L'art de se construire des habitations élégantes et commodes, de composer des mets succulents, de se créer des sources variées de plaisirs et d'agréments, a grandi et prospéré, à la grande gloire de l'école sensualiste régnante. — La science de transmuter les combinaisons de la matière, et d'en asservir les éléments de mille façons, a grandi. — Les travaux qui se spécialisent dans la connaissance de la nature, des animaux et des végétaux, l'histoire naturelle des maladies de l'homme, aussi, ont grandi. — Mais, en compensation!... les études qui ont pour objet la connaissance des hautes destinées de l'homme et son élévation en droiture, en justice, en intelligence, en raison et en amour de ses semblables, de même que celles qui traitent des moyens de diminuer les maux qui affligent les peuples, misères morales et matérielles, maladies du corps et de l'esprit; de même encore que les recherches qui ont pour but l'hygiène physique de l'homme, l'art de conserver sa santé, d'étendre le cercle de sa vie, de guérir les maladies auxquelles il est sujet, toutes ces philosophies, ces sciences, ces arts, ces recherches, constatons-le avec douleur, pour résumer le bilan social actuel, non-seulement ont fait peu de progrès dans leurs applications, non-seulement ont conquis peu d'adeptes, même parmi ceux qui étaient les plus intéressés à en jouir, mais encore ont constamment trouvé dans leur élaboration comme dans leur expansion, les entraves les plus inattendues, les oppositions les plus farouches, les haines les plus implacables, les aveuglements les plus sauvages, les indifférences les plus idiotes, absolument comme si, vouloir le bien de l'humanité, était se déclarer son ennemi, et vouloir son anéantissement.

L'esprit d'aveuglement; — l'orgueilleuse infatuation de l'ignorance à se croire savante; — l'égoïsme étroit, négation de toute vertu civique; — la monomanie autocratique de la domination et du commandement; — la liberté dans les promesses, et le despotisme absolu dans les actes; — l'autorité instable et arbitraire du MOI, *mise à la place de la souveraine autorité du droit commun, de la justice et de la raison universelles.....* Tels sont les déplorables symptômes. de l'*incurable maladie* de cette espèce d'ange rebelle et déchu qui s'appelle l'*homme!*

Toujours, à toutes les époques, le progrès dans tout ce qui est véritablement utile à l'humanité a rencontré sur son chemin, pour l'enrayer, l'envie et la basse jalousie associées aux rivalités de la vanité et de l'intérêt personnel; de telle sorte que, si toutes les connaissances ont fait quelque progrès, leurs effets utiles sont restés essentiellement restreints, et leur ultérieur essor retardé ou mis en péril.

En revanche, l'art d'appliquer les connaissances scientifiques à la destruction des œuvres sociales, et aux expéditives hécatombes humaines, a fait de considérables et rapides progrès. Là, la férocité des instincts dominants et dominateurs était dans son élément naturel, et trouvant généralement peu d'obstacles, a donné libre cours à ses aspirations. Cela ne veut pas dire que, même en l'art de détruire, le progrès n'ait pas souvent aussi rencontré sur son chemin l'entrave de l'intrigue jalouse; l'actualité même nous en fournit des exemples, et c'est là le sort destiné à toute innovation qui ose porter en elle le cachet de la supériorité. En somme, c'est dans les applications des sciences et des arts, à la destruction et aux aspirations du sensualisme, que se sont trouvés les progrès les plus palpables, le mouvement le plus accentué, les résultats les moins entravés; de sorte que, pour résumer ce bilan social, on pourrait dire en un seul mot que, malgré cette sorte de progrès, *le niveau moral de l'homme est resté stationnaire, et ne doit être considéré que comme une barbarie policée;* que, s'il est des hommes amis de l'humanité et des sciences utiles, il en est beaucoup plus d'hostiles, et qu'à notre époque faussement dite de *civilisation*, la science se heurte encore à la sauvagerie, et que les lettres, la philosophie et la morale, dans ce qu'elles ont de plus sublime, coudoient vulgairement chaque jour l'état le plus fangeux et le plus dégradé qui puisse, ou ait pu se voir jusque-là dans l'histoire des peuples.

Ceci constaté à la honte de l'histoire de nos jours, dite d'une si prétentieuse façon celle de « la civilisation moderne, » quel sera notre rôle à nous, philosophes, savants, chercheurs, et, je ne dirai pas, — « libres penseurs, » ne sachant ce que cela veut dire, et si tant est que cela veuille dire quelque chose, mais *penseurs libres*, c'est-à-dire, dégagés absolument de la contrainte des passions vulgaires, et sans autre point de départ que la libre initiative de l'esprit, librement alliée aux vérités primitives et inébranlables de la morale pure, de la vraie philosophie, et que tout homme qui se replie librement sur lui-même sait trouver à la place où les y a gravées le Créateur sublime, le maître et le recteur vivant de toute choses? — quel sera, dis-je, notre mission au milieu de ce cataclysme social?

Le vrai rôle du philosophe, du savant, du médecin, c'est encore la bataille; mais non la bataille avec les armes qui détruisent, mais avec les forces qui régénèrent et vivifient; — c'est la lutte, la lutte à outrance contre le mal physique et le mal moral, contre la plaie blafade de la raison qui tend à entraîner avec la ruine d'un corps fragile la prompte dissolution des facultés morales et intellectuelles de l'homme, plaie autrement hideuse et terrible par ses conséquences pour la vie du corps social tout entier, que la gangrène et la purulence pour ses éléments anatomiques!

Le philosophe, le médecin doit être ce sage qui, en même temps qu'il décrète l'agent dynamique éliminateur du mal physique, sait à l'occasion verser dans l'âme du patient le baume vivifiant de la parole qui calme et console; — qui d'un cœur ébranlé par la douleur et les cruelles déceptions de la vie, sait arracher le poison de la haine, du désespoir et du doute, et y faire refleurir l'espoir et l'amour de l'humanité !

Combien donc il est grand, le rôle du médecin sur le corps social, et quel est celui d'entre nous qui, dans la phase épouvantable que nous traversons, ne s'appliquerait à mettre toutes ses forces intellectuelles au service de l'humanité et de sa patrie, pour l'aider à se régénérer dans sa vie morale et civile, si profondément ulcérée?

A côté du corps des médecins, se rangent habituellement ces âmes magnanimes qu'enflamme constamment l'amour de l'humanité, et qui, toujours prêtes quand il s'agit de faire le bien, se révèlent particulièrement dans les époques semblables à celles que nous traversons, et savent si puissamment concourir à toutes les opérations qui ont pour but de remédier aux malheurs des temps. Fidèles à leur mission, nous les avons vues accourir de tous côtés, prodiguant partout, sur les champs de bataille comme dans les ambulances, les secours de leur fortune, de leurs bras, de leurs bienveillantes paroles. Ces âmes-là, ce sont les étoiles qui annoncent et préparent les âges futurs et plus fortunés de l'avenir !

Nous aussi, membres de la *Société médicale Hahnemannienne fédérative*, avions conçu le projet de créer une ambulance pour y exercer envers nos concitoyens blessés ou malades par le fait de guerre les devoirs de notre profession. Mais, seuls, sans autres secours que celui de notre savoir, une telle entreprise eût été difficile à réaliser. Grâce au concours chaleureux de nos clients et de nos amis, qui, tous, comptent parmi les amis véritables de l'humanité, ce qui nous eût été presque impossible, devint facile.

Nous sommes donc heureux de placer ici les noms des bienfaiteurs de notre œuvre, malgré la modestie dont ils préféreraient se couvrir : c'est un juste hommage que nous leur devons. Le zèle empressé qu'ils ont mis en œuvre pour faciliter l'organisation de notre ambulance, nous donne à espérer en leur charitable participation lorsqu'il s'agira d'asseoir définitivement les bases de notre Hôpital homœopathique des enfants. Les souscriptions déjà recueillies pour cette fondation sont le gage assuré du succès auquel elle est appelée.

Que les mêmes témoignages de notre gratitude soient aussi adressés aux artistes éminents qui, dans le concert donné le 21 novembre 1870, au profit de notre ambulance, ont mis leur talent au service de la charité. Citer les noms de mademoiselle Agar (de la Comédie-Française), — de M. de Saint-Germain (idem), — de mademoiselle Arnaud (de l'Opéra), — de MM. Aurèle, Lebrun, Norblin, Lafitte, Pikaërt, Thomé, Aubéry, Brégy, — de mademoiselle Bonheur, c'est signaler à la reconnaissance publique des artistes distingnés dont le zèle patriotique égale le mérite.

Dr Paul Pitet

Secrétaire général de la Société médicale Hahnemannienne fédérative.

Paris, le 1er janvier 1871.

LISTE DES SOUSCRIPTIONS

Recueillies pour l'Ambulance de la Société Hahnemannienne fédérative, par MM. les docteurs Hureau (président honoraire), Leboucher (président), Pitet (secrétaire général), Hermann.

1° Par M. et Madame Leboucher

1	M. et Mme Durand (Henri)	1,000
2	Mlle Picard (Ad.)	5
3	M. Abel Hureau (de Villeneuve)	10
4	Mme Leboucher	100
5	M. Boissey	5
6	Mme Lebert	2
7	Mme Bellanger	50
8	M. Vatin (Jeune)	200
9	Mme Grafeuille	20
10	Mme Labbaye et ses ouvrières	28
11	Mme Berjot (Auguste), collecte à Luc sur-Mer	96
12	Mme Berjot (Frédéric)	100
13	M. Decaen, directeur de la succursale de la Banque à Caen	50
14	M. Boissée	10
15	Mme de La Ville	20
16	Mme (la générale) Barral	5
17	M. le Dr Delangle	5
18	Mme Berjot (Aug.)	24
19	M. Leboucher (professeur à Faculté des sciences de Caen)	20
20	M. et Mme Fauconnier (Abel)	10
21	Mme Saulnier (L.)	5
22	Mme Devrez	100

23	Mlle Devrez et son frère	100
24	Mme Bonnotte	20
25	Mme Tondu	100
26	Mme Granger (Ed.)	5
27	Mme Fauconnier	10
28	M. Fauconnier	20
29	M. Mouillet	200
30	M. Basse	10
31	M. Anquetin	5
32	Mme Corbes	70
33	M. Legendre	10
34	Mme Coffinot	20
35	M. et Mme Cavaré (Paul)	500
36	Mme Collin	50
37	M. Duffaut	10
38	Dusaunois-Escribaud	80
39	M. Deville	5
40	Mme Guimard	20
41	Mme Guichard	200
42	M. Leleu (Ant.)	10
43	Mme Léonard	20
44	M. Legouix (G.)	5
45	Mme Lhuillier (E.)	10
46	Mme Lhuillier (Al.)	40
47	M. Lazare	5
48	Mme Maréchal	20
49	Mme Perreau	40
50	Mme Philippe	1
51	Mme Rospide	15
52	Mme Simon	5
53	La mère St-Augustin	50
54	Mlle Deschamps (Marie)	60
55	Mme Fort	10
56	Mlle Martignoni	10
57	M. Rospide fils	5
58	M. Durand (L.)	10
59	M. Moreau	5
60	M. de Garat, vicaire de Saint-Martin	5

2° Par M. Hureau, M. Hermann, M. et madame Pitet

61	MM. Derode et Deffès, pharmaciens	100
62	Mme Autessère	10
63	Mme (amiral) Bruat	100
64	M. Georges de Bélio	20
65	M. Chassang	100
66	M Content	100
67	Mme la baronne Chabaud-Latour	20
68	M. Duivepart, dentiste	10
69	Mme Duval	1
70	M. Boquet	50
71	Mme Guyon	60
72	M. Grimaux	10
73	Mlle Hache	5
74	M. le Dr Hureau	25
75	M. L. Joliat, directeur de la Cie le Phénix	10
76	M. Leblond (Eusèbe)	5
77	Mme Lecyre	5
78	Mme Legendre	20
79	M. Lacarrière	20
80	M. Lasnier	20
81	Mme Maine	5
82	M. et Mme de Morsier	25
83	id. id. par semaine	20
84	Mme Séverin	20
85	M. E. Vautray, sous-directeur de la Cie le Phénix	10
86	M. Villemain	1
87	Un client du Dispensaire	30
88	Un Anonyme	5
89	Plusieurs Anonymes	20
90	M. le curé de St-Laurent	100
91	Autre Anonyme	5

D'autres sommes très-importantes, versées entre les mains de M. le Dr Hermann par quelques-uns de ses clients anonymes, ont été du plus grand secours pour le chauffage de l'Ambulance dans les temps si difficiles que nous avons traversés, où le combustible était devenu rare et très-coûteux.

DONS EN NATURE

Mère St-Augustin, autel et chaises.
Mme Brichard, charpie.
Mme Bachelier, linge, draps.
Mme Bonnotte, linge, draps, etc.
Mme Bondu, linge, draps, vin.
M. Bouvry-Oudot, linge, serviettes, etc.
M. Bordier, draps, chemises, linge.
Mme Blard, linge.
M. Collet, linge, meubles.
Mme Chavaroche, draps, chemises, etc.
M. Crée (de Sannois), linge.
Mme Charpentier, linge.
Mme Coquil, vaisselle, etc.
Mme Chardon, linge.
M. Collin, lit complet, linge.
Mme Chauvet, parure d'autel.
Mme Clème, 4 fauteuils, 3 lits, 1 bergère.
Mme Cecconi, linge, draps.
Mme Devrez, une douzaine de chemises, linge.
M. Duivepart (dentiste), un lit de fer.
Mme Dumont, lit complet.
Mme Duvert, linge.
Mme Dargent, charpie.
Mme Didier, linge.
Mme Fauconnier, chemises, drap.
M. Fauconnier (Abel), linge.
Mme Finel, linge, objets divers, porcelaines.
Mme Gay, linge et ustensiles de ménage.
Mme Gagné, lit, linge, ustensiles de ménage.
Mlle Guillot (Eugénie), farine et graine de lin.
Mme Guyon, un matelas, deux couvertures, etc.
Dr Hureau, charpie.
Mme Pierre Hautin, objets de vannerie.
M. le Dr Hermann, linge.
Mme Lebâtard, deux lits complets.
Mme Leboucher, linge.
Mme Legouix, linge.
Mme Lemaire, linge.

Mme Labbaye, linge.
Mme Lebouteille, linge.
Mme Léonard, linge.
Mlle Lemaire, linge.
Mme Leroux, éponges.
Mme Lhuillier, charpie, draps, linge.
Mme Morpain, lit complet, linge.
M. Mouillet, trois lits complets, meubles divers.
Mme de Morsier, draps.
M. de Morsier, produits chimiques.
Mme Mége, lit, matelas, linge.
Mme Aug. Miljans de Rier œ, linge, charpie.
Mme Malfilâtre, lits, draps.
Mme Musquin, charpie.
Mme Paquit, linge.
Mme Piguet, linge.
Mme Pichard, charpie.
Mme Pitet, deux lits complets, linge, charpie.
M. Poupin, livres.
Mme Rosset, linge.
Mme Vazelle, linge.
Mme Saulnier, linge.
Mme Louise Stellin, une vierge, statuette.
Mme Romillieu, draps, linge.
Mme Tillois, linge.
Mme Tondu, linge, charpie, un christ, etc.
Mme Tollard, linge.
Mme Tilloy, linge.
M. Vallot, un calorifère.
M. Valentin (de la part de M. le duc d'Aumale), vin de Zúcco.

Le traitement des malades de l'Ambulance a été dirigé par MM. les Drs membres de la Société Hahnemannienne fédérative : Hureau, Leboucher, Hermann, Pitet, A. Magnan frères, — auxquels s'était joint M. Isidore Leboucher, aide-major au 180e bataillon de marche.

CONCERT AU PROFIT DE L'AMBULANCE

Un concert a été donné le 21 novembre 1870 au profit de l'Ambulance, avec le concours de MM[lles] Agar (de la Comédie-Française), — Arnaud (de l'Opéra), — de S. Bonheur; — de MM. de Saint-Germain (de la Comédie-Française), Aurèle (des Variétés); de MM. les instrumentistes et chanteurs Lebrun, Norblin, Lafitte, Pikaërt, Aubéry, Brégy, Thomé. — Nous dûmes à l'obligeance de M. et Mme Hertz d'avoir gratuitement leur salle à notre disposition; — de la maison Alexandre, un orgue, — et de la maison Erard, une harpe.

Le chiffre total des sommes recueillies, tant par voie de souscription qu'à la quête, s'est élevé, tous frais payés, à 845 francs.

LISTE DES SOUSCRIPTIONS

Recueillies pour la fondation d'un Hôpital homœopathique des Enfants.

Dr A. Chargé	500
Dr Chauvet	200
Dr Turrel	100
Dr Roux (de Cette)	100
Dr Perrussel (de Lyon)	200
Dr Varlez (de Bruxelles)	200
M. G. Roussier (de Marseille)	300

M. Chardin, jeune	50
Un Anonyme	50
M. le comte Vigier	100
M. de Montluisant	100
M. Debauge, ingénieur	100
M. le baron de Val	100
Un Anonyme	50
Idem	3
Mme Tardif	20
Mme de Grammont	100
Mme Lefèvre	100
M. Delmas	100
Un Anonyme	1,000
Dr Arnulphy (de Nice)	100
M. Dauprat	300
Mme la comtesse D. Potocka	100
Mme veuve Combadière	15
Mme Michelon	25
Un Anonyme	100
M. Émile Dognin	5
S. G. monseigneur David, évêque de Saint-Brieuc	100
Un Anonyme	100
M. E. Dugit	5
M. de Lancé	500
M. l'abbé Chevojon, curé de Saint-Ambroise, à Paris	100
M. l'abbé Ritouret, premier vicaire de Saint-Ambroise	50
Dr Gailhard (de Marseille)	100
Dr Clever de Maldigny	5
M. E. de la Pommeraye	50
M. Rennes	20
M. et Mme Bironneau	30
M. Charles Bironneau	5
Mme Marie Bironneau	5
M. Duhamel	5
M. et Mme Simond (de Toulon)	40
Un Anonyme	300
M. J. Lasnier (de Paris)	500
Mme Alcock	10
M. H. Perrussel (de Bordeaux)	50
M. le comte d'Orémieux (de Loches)	20
M. Feillet (de Brest)	5
M. Cordouan (de Marseille)	10
M. Paul Rouffio	20

M. et Mme Dumesnil (de Villeneuve-sur-Yonne). 50
Mme Horsin-Déon. 20
M. Chaumet, fils aîné. 20
Dr Leboucher (à Paris). 120
Un Anonyme. 30
Un Entrepreneur. 18
M. Nicoud. 10
M. Mancel. 20
M. et Mme Lucas 50
Mme Louise Sain, ve du général Ruelle. 20
L'Archiconfrérie de Notre-Dame des Malades, paroisse de Saint-Laurent. 1,000
M. Garraud, capitaine de frégate. 20
Un Anonyme. 50
Mme Agniellet. 60
Dr de Moor (d'Alost). 50
M. V. de Witte (d'Alost). 50
M. Grégoire Ghika. 20
Mme Dugont-Weber. 10
M. Thoubert. 20
Un Anonyme. 10
M. Guérin, avocat à Draguignan. 50
M. Fr. Aubert, fils (de la Castille). 40
Mme Beaurin. 50
M. Luc Flori, à Vienne (Autriche). 500
Mme Renouard, ouvrière (à Paris), ... 2
M. Guigou de Féraud (à Marseille). 50
M. J. Guigou, membre du conseil général des Bouches-du-Rhône (Marseille). 50
M. Trichon, pharmacien homœopathiste (à Marseille). . . . 100
Mme Tondu (par le Dr Leboucher). 100
M. Maréchal (id.). 20
Mme Leboucher (id.). 30
Mme Marion (id.). 20
M. Sabran (id.). 25
M. et Mme Devrez (id.). 100
Deux Anonymes (par le Dr Turrel). 35
Un Anonyme (id.). 5
Mme Arnaud (id.). 10
M. Grognier, maire de Collobrières (Var) (id.). 10
Mme Germain (id.). 5
Mme Barthélemy (id.) 5
Mme Giraud (id.). 5

M. Renault, juge de paix à Bourgueuil (Indre-et-Loire). . 20
Mme de Lagréné. 100
Dr Patin. 40
Dr Vanden Neucker, de Harlebeke (Belgique). 50
Un Anonyme. 20
Mme de Combarieu. 20
M. d'Audiffret (de Nice). 100
M. V. Thiébaud, maire du xe arrondissement, à Paris. . . 100
Dr Love. 100
Dr Dessaignes. 100
M. Lesueur, pharmacien homœopathiste spécial, à Paris. . 200
M. Bocquillon (par le Dr Leboucher). 30
Un Anonyme de Toulon. 25
Mme Blaise (à Paris). 20
M. et Mme Schlemmer. 40
M. Boyer (à Saint-Maximin, Var). 20
M. P. Vuillier (de Montfort). 20
Trois Anonymes de Marseille. 50
M. de Lancé (de Chartres), 2e don 500
M. Ménans. 200
M. Suchet (par le Dr Turrel). 20
M. Millière (id.) 5
M. Ferrat (id.). 5
Son élève en pharmacie. 1,50
M. Henri Olivier (id.). 1
Mlle Décugis (id.). 1,50
Mme Mauran (id.). 2
M. Alexandre Flori. 300
M. Ch. Letaille (à Paris). 20
M. H. Dupont (à Paris). 40
Une Dame anonyme. 100
Idem. 10
M. Vétault, précepteur à Saumur. 10
M. Lançon. 5
M. Casimir Flori. 300
Dr Alphonse Beck. 50
M. Arthur Thomas. 400
M. Jobard de Gray. 20
Mlle L. C. 2
Une Dame de Paris. 100
MM. Derode et Deffès, pharm. spécial homœopath. . . . 100
M. Ed. Granger (par le Dr Leboucher). 20
M. Mouillet (id.). 100

M. Collet (par le Dr Leboucher) 20
M. Léon Saulnier (id.) 50
M. H. Durand (id.) 20
Mme Biberel de Saint-Germain (id.) 20
M. Eugène Pottier (id.) 5
M. Antoine Lelens (id.) 40
M. Decaën, directeur de la succursale de la Banque de France, à Caen (id.) 50
M. et Mme Ferret (id.) 20
Mlle Aubry (id.) 20
M. Parent, à Brie (id.) 10
Un Anonyme (par le Dr Turrel) 10
M. l'abbé Jourdan (id.) 5
M. Ferrat, chirurgien à Toulon (id.) 2e don 5
M. Joseph Mille (id.) 10
Une Demoiselle anonyme (id.) 5
M. de Martineng (id.) 5
M. Michel (id.) 2
M. Jouneau (par le Dr Chauvet) 20
Mme Lambron de Lignin (id.) 10
M. Roger (par le Dr Chauvet) 10
M. le colonel Saviotti (id.) 10
M. Muraton (id.) 5
Un Anonyme 40
M. François Dalmas (de Marseille) 10
M. le comte Albert de Pardieu, au château de Familly . . 100
Mme H... (par M. Pons) 20
M. P... (id.) 20
Mme D. 5
M. et Mme D 25
M. Pons 10
Mme X... (de Paris) 100
M. Michelon (de Paris) 25
M. Charles Lavigne (de Tours) 20
Mme de Mary (par le Dr Leboucher) 40
Mme X... X... (id.) 50
Mme Harrismendi, du Brésil (id.) 20
M. Laporte, du Brésil (id.) 20
M. Leboucher, professeur de l'Université (id.) 20
M. Mugniez (id.) 500
Dr Charles Heermann (de Baltimore) 40
Un Anonyme (de Tours) 5
Dr Landesmann (de Genève) 100

Dr Regard (de Genève)	50
Dr Hureau (de Paris)	50
Dr Pitet (de Paris)	100
Mme Pitet	20
Dr Rousseau	20
M. le marquis de Viennay	40
M. l'abbé Haury (de Paris)	50
Mlle Gouré	5
Mlle Lemose	5
Un Anonyme (par le Dr Leboucher)	5
Un Anonyme (par l'abbé B...)	10
Dr Poppleton	10
M. Finel (par le Dr Leboucher)	40
Mme la comtesse Duchâtel	1,000
Un Anonyme (2e don)	50
Mme Michelon (2e don)	20
Mme Alcock (2e don)	10
Mme X	25
M. Boumard	5
M. Jeanneau	100
Mme la comtesse Gabrielle de Viennay	40
Dr Aubertin de Belroy (Bar-sur-Aube)	100
Mme Aubertin	100
Mme Lebâtard (de Gilibert)	100
M. A. Lebâtard	50
Un Anonyme	2
M. D. Rossi, directeur du *Propagateur du Var*	8
M. Hilariot	100
Un Anonyme	200
M. A. Vincens	5
Total	16,606

Poissy. — Typ. S. Lejay et Cie.

BIBLIOTHÈQUE HOMŒOPATHIQUE

OCTOBRE 1871

VINGT-HUITIÈME ANNIVERSAIRE

DE L'INSTITUT HOMŒOPATIQUE AMÉRICAIN

La *vingt-quatrième Session*, concordant avec le *vingt-huitième Anniversaire*, de l'Institut Homœopathique Américain, s'est tenue à Philadelphie, les 6, 7, 8 et 9 juin 1871.

LE MEETING PRÉLIMINAIRE

se fit à la résidence du Dr Hering, où les invités furent reçus par le docteur et par madame Hering, avec cette libre et cordiale hospitalité pour laquelle ils sont renommés; — et le *quartier général* de l'Homœopathie, si souvent qu'il ait été la scène de festins et de réjouissances, ne présenta jamais un aspect plus animé, plus joyeux, plus brillant que dans la soirée du lundi, 5 juin... Le vaste jardin, brillamment illuminé, fut le rendez-vous favori de la soirée; — là s'échangèrent de nombreuses et sympathiques salutations, se renouvelèrent les vieilles amitiés, se formèrent de nouvelles liaisons, — prélude d'heureux augure pour les travaux prochains de la Session.

PREMIÈRE JOURNÉE (*mardi, 6 juin*)

L'Institut se réunit dans la salle de l'Association de la Librairie, à dix heures du matin, sous la présidence du Dr D. H. Beckwitt, de Cleveland (Ohio).

Le Dr Guernsey, de Philadelphie, Président du Comité d'organisation, s'adressa ainsi à l'Assemblée :

« M. le Président et MM. les Membres de l'Institut Homœopathique d'Amérique, ce m'est un agréable devoir, comme Président du Comité d'organisation, d'avoir, au nom des médecins homœopathes de Philadelphie et de la Pensylvanie, à vous souhaiter la bienvenue dans notre cité célèbre.

« Notre but principal, en nous assemblant ainsi, est, vous le savez bien, l'avancement et l'amélioration de la Science médicale, qui nous permettent, en devenant meilleurs médecins, d'apporter de meilleures ressources pour le soulagement des souffrances de nos semblables. Dans ce dessein, de l'est à l'ouest, et du nord au midi, vous avez quitté vos demeures, pour prendre conseil ensemble sur les moyens les plus efficaces d'atteindre l'objet de votre grand désir. Nous désirons vous persuader que, comme membres, avec vous, d'une noble société, et unis étroitement par un lien sacré, et que, comme citoyens d'une grande cité et d'un grand État, nous vous accueillons du meilleur cœur, et considérons, avec le plus vif plaisir, un si grand nombre d'hommes intelligents réunis dans une si grande intention.

« En dehors des travaux de la Session, vous serez invités à prendre part à des divertissements de différentes sortes, institués en votre honneur et pour votre plaisir, et vous aurez à visiter, dans notre ville, les endroits d'historique renommée, autour desquels se sont amassés les souvenirs d'un passé que nous bénissons, — les souvenirs de ces jours où les pères de notre nation se levèrent noblement pour le droit, et osèrent engager leurs vies, leurs fortunes et leur honneur sacré pour cette cause, qu'ils savaient être la bonne. En contemplant ces lieux, peut-être la pensée vous viendra-t-elle, comme elle m'est venue, que la grandeur, la prospérité, et le bonheur présents de notre pays sont surtout dus à la fermeté avec laquelle les pères de la République s'attachèrent aux principes qu'ils reconnaissaient pour justes, et qu'ils osèrent avouer, et à la pureté de leur intention de travailler pour l'avenir, aussi bien que pour le présent. Ces pensées, vous pouvez les appliquer, comme je l'ai fait, à notre science affectionnée, à l'art de guérir. De quoi ne sommes-nous pas redevables au courage et à la résolution, à la pureté et à l'honnêteté d'Hahnemann et de ses premiers disciples, et quel noble travail, non-seulement pour eux, mais pour ce qu'ils savaient devoir être l'avenir *glorieux* de l'Homœopathie, fut celui de ces premiers pionniers, dont plusieurs, aujourd'hui, nous honorent de leur présence et nous inspirent par leur exemple. Laissez-nous, de ces pensées, vous conduire à l'action, non-seulement pour aujourd'hui et pour nous-mêmes, mais que chacune de nos pensées, chaque mot, chaque acte aient pour but le développement et le perfectionnement futurs de la grande loi directrice de notre art, *similia, similibus curantur;* — de sorte que, dans les années à venir, l'Institut Américain d'Homœopathie, jetant, en arrière, un regard sur nos travaux, puisse en dire, comme nous avons dit des pères de la Patrie et des pères de l'Homœopathie ; « Ils furent fidèles à la vérité. »

« Ainsi, messieurs, nous vous accueillons dans cette salle de délibération et de discussion, aussi bien que dans notre ville et dans nos maisons. Que nos discussions soient agréables et utiles, et qu'il nous en reste plaisir et profit, c'est le vœu sincère de ceux que je représente.

« Il vous manquera, sans doute, le sourire sincère, l'étreinte cordiale, les expressions sympathiques de quelqu'un qui avait coutume d'être présent à ces réunions et qui aurait rempli la position que j'occupe maintenant : il a vécu. Mais les bons exemples d'affabilité, d'énergie, de fidélité et de prudence, que Williamson nous a laissés, sont toujours avec nous et aideront à nous inspirer de plus grands efforts pour la bonne cause, en faveur de laquelle il a si bien vécu pour travailler.

« Encore une fois, Messieurs, recevez notre plus cordiale bienvènue ».

Le président Dr Beckwith, après avoir, au nom de l'Institut, rendu grâces de ce bon accueil, continua en ces termes :

« MM. les membres de l'Institut Américain d'Homœopathie,

« Je demande la permission de vous exprimer ma gratitude pour l'honneur que vous m'avez fait, en choisissant mon humble personnalité, pour présider à vos délibérations.

« J'implore respectueusement votre indulgence pour l'accomplissement des fonctions qui me sont dévolues, dans cette présente session.

« Il y a maintenant onze ans que nous nous sommes, pour la dernière fois, réunis dans cette grande et belle cité, la seconde métropole de notre pays, honorée dans l'histoire comme le lieu de naissance de notre Constitution. Presqu'à portée de nos voix, l'arbre de la liberté était planté ! Ici, quelques nobles patriotes, audace à peine connue dans l'histoire du monde, rompaient les chaînes de notre servitude, et proclamaient l'Indépendance de la Nation.

« Révérons, avec une gratitude profonde, la mémoire de ces quelques hommes intrépides qui ont donné la liberté à notre patrie et l'existence à un grand peuple. Non moins honoré est le lieu où ils se tinrent. Et depuis que, pour la première fois, notre bannière nationale flotta, en liberté, sur les tours de l'antique salle de l'Indépendance, jusqu'à ce jour, cette ville a pu, en vérité, être appelée La Mecque de la Littérature Médicale.

« Ce n'est pas le seul honneur de cette cité, d'avoir donné naissance au premier collége médical, sur cette rive de l'Atlantique, elle a eu aussi la plus grande gloire d'établir le premier collége de médecine, dans le monde, où a été enseignée la pure et vraie Science de l'Art de guérir, l'Homœopathie; — et dans aucune autre des Sciences et des Arts, elle n'est restée la seconde.

« Nous nous rappelons tous le sincère et cordial accueil, que nous reçûmes de nos confrères à ce meeting, il y a onze ans, et combien furent harmonieuses toutes nos relations, entre représentants de presque tous les États de l'Union. En nous séparant, pour nous retrouver, l'année suivante, dans la « ville Reine de l'ouest », que nous prévoyions peu les grands et solennels événements qui devaient se passer dans notre pays! qui pouvait alors penser qu'une lutte intestine allât bientôt naître parmi notre peuple, autrefois si uni, et que bientôt des milliers de vies humaines seraient sacrifiées, des trésorsinnombrables dépensés pour sauver notre unité nationale et conserver intact l'arbre de liberté, originairement planté sur ce sol franc.

« Mais pendant que nous versons des pleurs sans nombre sur ceux dont la vie fut sacrifiée au maintien de notre existence nationale, nos cœurs sont remplis de gratitude pour Celui, le restaurateur de toute paix, qui nous permet de nous retrouver ici, à notre assemblée annuelle, véritable Institut National, sans division de sentiments, et qui réunit les représentants d'un Océan à l'autre, depuis les lacs jusqu'au golfe.

« Messieurs, c'est avec un bonheur infini que nous pouvons contempler l'accroissement et la prospérité de notre Institut.

« Il y a un peu plus d'un quart de siècle, quelques pionniers, moins nombreux que notre Institut n'a d'années, se rencontrèrent dans la ville de New-York, et fondèrent ce qui est maintenant le plus grand corps médical du monde, et le plus vieux de ce pays : l'*Institut Homœopathique d'Amérique*.

« Être membre d'un corps aussi distingué peut bien éveiller la fierté d'un véritable et honnête praticien. Nous avons encore, parmi nous, quelques-uns de ces nobles pionniers, qui pensaient peu, en organisant cette Intitution, qu'elle eût crû si rapidement en nombre, en prospérité et en utilité, et dont les plus ardents mêmes ne pouvaient concevoir que, du temps de leur vie, cette innovation aux théories usées de la science médicale, eut pu, avec si peu de protecteurs et de représentants, atteindre ses dimensions présentes. Il n'est que dû, à ces quelques fondateurs vivants, que nous mettions davantage de soin à écouter leurs conseils et de bonne volonté à prendre leçon de leur longue et vaste expérience, et que nous ne prenions pas nous-mêmes à l'Institut trop du temps qui leur appartient par droit d'âge. Nous les entretiendrons donc de notre gratitude pour avoir entrepris et maintenu, dans sa pureté, cette organisation.

« Plusieurs de ces respectables précurseurs sont partis pour un monde meilleur; ils sont morts à la tâche, travaillant de toute leur foi à la science immortelle découverte par l'illustre Hahnemann. Leur mémoire ne nous quittera jamais, et leur noble exemple de sacrifice et de dévouement à la cause de l'Homœopathie sera imité parmi nous; nous les jugerons sur ce drapeau, qui leur appartient tant : « Rien n'est grand que le bien. »

« Il n'est pas moins agréable, pour nous, de contempler les progrès, d'une rapidité sans exemple, de notre science médicale; plusieurs d'entre nous se souviennent encore de l'introduction, en ce pays, de l'Homœopathie, par le regretté Dr Gram (à la mémoire duquel nous sommes heureux d'apprendre qu'un monument convenable a été érigé.)

« Dans les États et dans le Canada, nous avons près de *six mille* médecins et chirurgiens réputés.

« Dans ce pays seul, il y a sept colléges, dont les cours d'études ne sont nulle part surpassés, et où les exigences pour la collation des grades sont maintenant plus sévères que dans toute autre école de médecine.

« Nos nombreux hopitaux, dispensaires et asiles, bien qu'entretenus par des charges individuelles, sont dans un état tel que nous pouvons en être fiers. Nos protecteurs se recrutent parmi les plus intelligents et les plus instruits et se comptent par millions. Avec un tel accroissement, depuis ces quelques dernières années, nous pouvons prédire notre destinée future, et après quelle courte période, pour l'histoire du monde, l'Homœopathie sera la pratique médicale prédominante.

« Que Dieu hâte le jour où le droit règlera et maîtrisera la force et où la vérité prévaudra partout !

« Car nous n'avons pas seulement été entravés par l'École Médicale opposée, mais encore le gouvernement nous a refusé l'aide et le soutien qu'il nous devait à si bon droit. Et même, pendant la dernière guerre, aucun de nos braves soldats et de nos marins, malades, mourants, et versant la dernière goutte de leur sang patriotique pour sauver notre pays, n'eurent l'autorisation d'appeler le médecin où le chirurgien de leur choix et durent se conformer strictement aux règlements de l'Allopathie. Nos arrogants voisins ont, depuis, essayé de faire servir le bras puissant du gouvernement à leurs desseins d'opposition contre nous, en ne permettant pas au pauvre pensionné, malade et estropié, de faire estimer par nous son infirmité et le taux de sa pension. — Simplement parce que nous ne sommes pas d'accord avec eux sur la pratique de la médecine.

« Plusieurs de nos chirurgiens pensionnaires furent renvoyés, avec la complète assurance de la part de leurs départements, qu'ils avaient bien remplis leurs devoirs ; — leur retraite n'avait d'autre cause que celle d'être Homœopathes.

« Pendant la guerre, tandis que le bonheur de notre pays était en jeu, plusieurs de nos chirurgiens et de nos médecins entrèrent dans les rangs comme simples soldats et voulurent sacrifier leurs droits à l'honneur de la patrie et à notre drapeau national.

« Mais, depuis la fin de cette guerre, la patrie n'étant plus en danger d'être divisée ou détruite, notre profession s'est levée comme un homme pour ressentir les outrages que le département des pensions a perpétué jusqu'à nous. Des délégués furent envoyés par plusieurs États pour conférer avec le président des États-Unis et lui demander le remplacement du commissaire des pensions; — nos pétitions ont été satisfaites avec un louable empressement.

« Rien ne s'est passé, depuis notre existence, comme corps organisé, qui ait paru si favorable à nos justes et équitables prétentions, que le changement de sentiment de l'opinion publique pendant ces douze derniers mois.

« Le tracé de nos devoirs pour l'avenir est évident; nous devons suivre l'axiome bien connu : « Dans l'union gît la force », et ne pas permettre que des considérations mineures existent parmi nous comme des causes de division.

« Ne laissons ni à l'est, ni à l'ouest, ni à un lieu quelconque du pays, la prétention de la supériorité dans la pratique, mais souffrons libéralement que chaque praticien fasse ses prescriptions comme le lui peuvent dicter des intentions honnêtes, pourvu qu'il adhère à la loi fondamentale de la médecine : *Similia similibus curantur*. Nous n'aurons alors devant nous qu'un seul but : l'avancement de la Science.

« Pour accomplir ce grand travail, nous devons largement soutenir nos colléges, et attendre d'eux un haut degré d'éducation médicale, et insister pour que les diplômes ne soient donnés qu'aux étudiants, qui ont bien qualités pour les recevoir. C'est notre devoir, dans toutes les occasions de condamner la pratique irrégulière et d'encourager les faibles à avoir plus de confiance dans les principes de la guérison, parce que ce ne sont pas les remèdes qui se trompent, mais bien le médecin qui les prescrit.

« Notre littérature a atteint un grand développement dans ses livres et dans ses journaux; ces derniers exigent que nous les soutenions d'un appui unanime. Nous ne devons pas refuser à la profession et au public nos observations et notre expérience, quand elles peuvent être utiles.

« Des hôpitaux et des dispensaires se trouvent dans presque toutes les villes du globe, et demandent notre aide et notre influence. Chaque membre de l'Institut doit considérer qu'il a, dans l'intérêt général de tous, à fournir une certaine quantité de travail public.

« Je veux appeler votre attention sur la nécessité de choisir de jeunes élèves, dont les qualités puissent faire de bons praticiens, et de les admettre, comme étudiants, dans nos cabinets, — jeunes gens d'un caractère moral et d'un mérite réel tels qu'ils puissent devenir des citoyens éminents et des médecins renommés.

« J'en connais plusieurs, parmi nous, qui ne veulent point d'étudiants dans leur cabinet, et qui refusent tout postulant venant à eux. Et ces jeunes gens, désireux d'acquérir une éducation médicale, la cherchent au milieu d'influences par lesquelles leur esprit est prévenu contre les enseignements et les doctrines de l'Homœopathie. Si chaque praticien de notre école, aux États-Unis, s'assurait ainsi un ou deux étudiants, et les préparait à nos colléges, on ferait de la sorte, plus pour le bien et la prospérité de l'Homœopathie, qu'avec toutes les autres causes réunies.

« Depuis que nous avons, par le dernier acte du Gouvernement, reçu au moins quelqu'assurance, qu'aucune secte ou doctrine médicale ne recevrait sa sanction et son patronnage, nous devons prendre toutes les mesures actives, qui soient honorables, pour assurer notre proportion d'appointements dans toutes les Institutions entretenues par le peuple.

« A l'université de Michigan, nos amis ont depuis longtemps réclamé un représentant dans le département médical, et des pétitions, signées de milliers d'hommes éminents dans l'État, furent envoyées à la législature de 1870-71, pour lui demander qu'elle ordonne aux régents de l'université d'État d'appointer une chaire de théorie et de pratique médicales, et une chaire de matière médicale Homœopathique. Le bill qui instituait ces deux chaires professorales, passa à la Chambre par un vote de 61 oui, contre 25 non.

« Dans les cent-jours de la session, aucun projet présenté ne fut si fermement soutenu et si violemment attaqué quand le bill fut porté au Sénat, les professeurs du département Médical et leurs amis dans tout l'État, déterminèrent son rejet.

« Les amis du bill étaient pleins de confiance qu'il passerait, mais, à ce moment, une dissension entre les médecins homœopathes vint à la connaissance des sénateurs et amena le rejet du projet à une majorité de 2 voix.

« Les efforts pour obtenir une chaire à l'Université seront renouvelés en 1871-72, devant la nouvelle législature, et j'espère et je supplie que toute dissension soit apaisée dans notre sein et que, tous, nous travaillions à obtenir ce qui nous appartient justement.

« Le temps viendra bientôt où ce pays établira une Université nationale, dans les enseignements de laquelle sera comprise la science médicale. Les diplômes de cette Institution seront recherchés par la plupart des jeunes gens qui embrasseront cette carrière; aussi tous les efforts seront-ils faits par la vieille école, pour posséder le département médical, qui sera érigé dans l'Université. Afin de prévenir une si fâcheuse occurence, chaque membre de notre Institut doit se considérer comme engagé par les plus grands devoirs à s'opposer à toute législation qui compromettrait nos droits comme école médicale. Et j'espère que notre bureau de législation se montrera toujours habile à travailler et à agir, avec les sociétés d'État et de Comité, pour amener l'égalité dans les fonctions légales, auxquelles les médecins sont appelés. Il doit veiller à ce qu'il ne puisse exister aucune loi d'État qui donne la priorité à une école quelconque dans son enseignement.

« La grande lutte du jour présent est entre l'esprit de la médecine progressive et le *conservatisme*. Le dernier par des combinaisons organisées s'efforce de monopoliser tous les départements dans la médecine scientifique et la chirurgie pratique. Il a eu, jusqu'à ces dernières années, l'autorité complète de la chirurgie ophthalmologique et auriculaire, mais, aujourd'hui, dans presque toutes les villes, nous avons des représentants voués au traitement de cette classe de maladies. Pour encourager les intérêts de ce département important, je recommanderai l'établissement d'un bureau de chirurgie ophthalmologique et auditologique.

« Toutes choses ont leur temps et leurs saisons, leurs périodes de croissance et de progression. Le temps est arrivé, dans l'histoire de cette société, où elle prend son rang comme une grande Institution nationale, et où, chaque année qui vient voit grandement augmenter le nombre de ses membres. Plus nous devenons importants, comme corps organisé, plus on attend de nous dans la profession. Considérez les comptes-rendus de la session de 1864, et comparez-les avec ceux de 1870, et vous verrez que de la première à la dernière de ces années, il y eut dix fois plus de littérature médicale produite par les membres de l'Institut. Il est à espérer que chacun dévouera toutes ses énergies à la production d'une littérature médicale, qui, dans son département spécial, puisse honorer la société, comme organisation scientifique.

« Du temps de notre jeunesse, des prix étaient offerts aux Essais, afin de stimuler les écoliers à un plus grand effort, et c'est un fait qu'il y eut des compositions meilleures que lorsqu'aucun prix n'était donné. Ce système d'offrir des récompenses stimulerait les membres de chaque département, où la compétition est prévue, et je ne doute pas qu'il n'aidât grandement à l'efficacité de nos différents bureaux. C'est pourquoi je proposerai que chaque membre, qui, dans son bureau, accepte des appointements, donne au président de ce département spécial, une certaine somme, et la réunion de celles-ci formerait un prix pour le travail produit dans le bureau, que le meeting prochain jugerait être le meilleur.

« Je n'émettrai pas, à présent, d'autres sujets, que je crois importants pour l'Institut de prendre en considération, parce que je ne doute pas qu'ils ne soient présentés et convenablement résolus dans le courant de la session.

» Messieurs, permettez-moi, en terminant, d'offrir un juste tribut à la mémoire de *Walter Williamson*, l'excellent collègue que la mort nous a enlevé dans ces derniers temps. C'était un des vétérans de la profession; toujours il se montra empressé et plein de bonne volonté à prendre sa part des devoirs en contribuant à élever et à soutenir notre Institut. Sa vie, dévouée au bien du genre humain et à l'avancement de la science médicale, fut sacrifiée à sa profession... Ce fut dans cette société, un des plus fermes représentants, homme de prompte action et de faciles ressources... Il savait éviter les petites disputes et les discussions mesquines, parce que son esprit s'élevait au dessus d'elles ;.. il aimait l'ordre et l'harmonie, qu'il a toujours cultivés. Il considérait l'Institut comme le grand centre de la profession, et estimait que le temps de nos délibérations appartenait également à chacun, et non seulement à quelques-uns. Il nous a laissé un noble exemple, la *plus haute réputation* professionnelle qui vivra dans les temps futurs. En aucun lieu de notre pays, sa perte ne sera plus vivement sentie qu'ici où est la demeure de sa femme et de ses enfants, où sont les amis de sa vie, les compagnons de ses premiers travaux, la Société médicale qu'il aida à organiser, le journal auquel il participait, et le collége qui lui fut toujours cher, — ici enfin où sont ses clients et ses amis, qui trouvèrent souvent à leur chevet sa figure bienveillante. Il ne m'appartient pas d'insister sur ses nombreuses et excellentes vertus, parce qu'elles sont connues de vous tous ; — qu'il eut aimé aujourd'hui être au milieu de nous !..... »

Le Dr T. P. Wilson, de Cleveland, propose la nomination d'un comité de trois membres, auquel sera renvoyé l'adresse du président, avec mission d'en rendre compte pendant la session... adopté.

Le Président annonça la formation des comités :

1° De cotisation (suivent les noms).

2° D'audition des comptes du trésorier (suivent les noms.)

Le Dr Ludlam, de Chicago, secrétaire-général, présente le rapport annuel de l'Institut, sous la forme d'un volume de 620 pages; les exemplaires, destinés aux membres, arriveront avant l'ajournement.

Le Dr S. M. Cate, de Salem (Massach.), propose et fait accepter que les séances se tiendront de dix heures du matin à trois heures du soir. Il est aussi admis que la parole ne sera donnée à chaque membre que pendant dix minutes, et que nul ne pourra parler plus de deux fois dans la discussion d'un même sujet.

Le Dr E. M. Kellog, de New-York, trésorier de l'Institut soumet ensuite son rapport annuel, qui présente un déficit de 635 dollars 28.

De nombreuses propositions, modificatives des règlements, à ce sujet, furent renvoyées au comité.

Le Dr S. M.. Cate, de Salem, Président de la

Section de Médecine clinique

présente les rapports et articles en sa possession :

1° « Devons-nous vacciner ? », par le Dr J.B. Mandeville, de Newark (NJ.)

2° « Diarrhée », par le Dr J. C. Burgher, de Pittsburg (Pens.)

3° « Les maladies régnante dans l'Ohio, de juin 1870 à juin 1871 », par le Dr D.H. Beckwith, de Cleveland.

4° « Fièvre catarrhale », par le Dr O. P. de Richmond (Ind).

5° « Maximes médicales », par le Dr H. V Niller, de Syracuse (N.-Y.)

6° « Une nouvelle espèce de parasites », par le Dr E.H. Beckwith, de Janesville (Ohio).

7° « Scrofulose », par le Dr S. M. Cate, de Salem.

On ne lut que le titre de la majorité de ces travaux, qui furent renvoyés au comité de publication ; seuls, celui du Dr Cate (scrofulose) fut tout lu en entier, et celui du Dr Baer (fièvre catarrhale), en partie.

Le comité, auquel avaient été adressés les comptes-rendus de trésorier, envoie alors son rapport, qui exprime ses regrets, de ce que les dépenses ne pussent être couvertes par les recettes annuelles. Une motion fut faite de porter la cotisation de 3 à 5 dollars, ce qui donna lieu à une grande discussion. Enfin on adopta la proposition d'un autre règlement, en rapport avec l'augmentation recommandée, après que la motion d'élever la cotisation eut été rejetée sur la proposition du Dr Watson, d'Utica (N.-Y.) l'ordre des travaux fut suspendu pour entendre le rapport du

Comité de Législation

Le Dr T.S. Verdi, de Washington, en fit lecture au nom du comité. Le rapport, qui fut reçu avec de grands applaudissements, dénonçait surtout l'opposition des médecins de la « vieille école » contre tous les efforts faits par les homœopathes, pour assurer leurs droits de praticiens. Il analysait aussi les faits relatifs à l'exclusion des médecins homœopathes des offices d'examinateurs des pensions par le dernier commissaire de ces pensions, le Dr Van Arnam, et rapportait le bill introduit à la Chambre par le général Garfield, qui égalisait la position de tous les médecins praticiens.

Le rapport du comité concluait en soumettant les résolutions suivantes à la considération et au jugement de l'Institut :

Résolvons, que, dans l'essai des médecins allopathes, de proscrire aux homœopathes les offices de confiance du gouvernement des États-Unis, et dans l'acte de l'Association médicale Américaine et dans l'association médicale de Washington, qui frappe d'ostracisme le Dr E. C. Cox, pour avoir accepté d'être collègue d'un médecin homœopathe dans le conseil de santé du district de Colombia, — l'institut Homœopathique d'Amérique reconnaisse une conspiration contre les droits et la liberté de citoyens américains,

Attendu, que, par des personnes et des associations, appartenant à la secte médicale, dite allopathique, des sessions secrètes sont tenues dans lesquelles des hommes sont dénoncés, comme ayant des vues politiques et professionelles différentes des leurs, ce pourquoi elles forment et exécutent le projet de punir les dissidents par l'ostracisme et la diffamation, et en les excluant du droit de consultation, qui appartient, en justice, à tous les médecins.

Résolvons. Qu'en agissant ainsi, ces personnes et ces associations causent un grand préjudice à des hommes honorables et savants, et au peuple, qui, pour leur plus grand intérêt, est privé, par leur opposition méchante et injustifiable, des bénéfices à tirer de leurs consultations avec ces médecins.

La lecture de ces résolutions donna naissance à une discussion longue et animée, que termina la motion du Dr Morse (de Salem), de les renvoyer au Comité pour qu'il y soit fait une modification dans la forme. La motion fut acceptée.

Le rapport du Dr Verdi fut adopté et renvoyé au Comité de publication, et des remerciements votés au rapporteur pour son zèle infatigable aux intérêts de l'Homœopathie.

Le Dr F. R. Mc. Manus, de Baltimore, président du Conseil

des censeurs, lit le rapport du conseil, soumettant les noms de 73 candidats, éligibles au titre de membres ; — les élections sont acceptées.

L'Institut s'ajourna alors, pour se retrouver, à huit heures du soir, à l'Académie de musique et y entendre l'adresse annuelle.

ADRESSE ANNUELLE

La vaste salle de l'Académie de musique était remplie par la présence, outre les membres de l'Institut, d'un grand nombre des plus intelligents et des plus distingués citoyens de Philadelphie. Avant la lecture de l'adresse, quelques airs d'opéra populaires furent exécutés par l'excellent orchestre de Carl Sentz. Puis l'orateur, le Dr C. P. Wilson, de Cleveland, fut introduit par le président, et exposa devant l'assemblée, avec une grande hauteur de vues, le thême qu'il avait choisi : « Des véritables rapports de l'homme avec la nature, de son origine, de son caractère et de sa destinée. » Ce sujet est un de ceux qui admet les opinions les plus diverses, et le Dr Wilson y présenta l'attrayante théorie pseudo-scientifique de Darwin, ce qui provoqua une protestation de la part de plusieurs membres de l'Institut, et un vote par lequel, tout en félicitant l'orateur, l'assemblée prétendait non-seulement ne pas endosser, mais plutôt répudier ses opinions.

Après l'adresse, fut débité, avec beaucoup de grâce, par son auteur, un poëme écrit à cette occasion par le Dr Charles H. Haeseler, de Philadelphie, et intitulé : « Un songe qui n'en est pas tout à fait un. » Ce poëme, pour lequel nous regrettons le manque d'espace, était une excellente réfutation de la production humoristique du Dr Oliver Svendel Holmes, lu l'année dernière devant la Société médicale du Massachussets, et ne parut pas moins brillant que l'œuvre si naturelle de ce médecin. Il donnait en même temps une bonne leçon à celui-ci et à tous les autres traînards de la science médicale, Aussi fut-il fortement goûté par tout l'auditoire, et surtout par ceux qui connaissaient la satire, sur la médecine moderne, du fameux « autocrate. »

SECOND JOUR (*mercredi, 7 juin*).

L'Institut entre en séance à dix heures du matin, le président occupant son fauteuil.

Le Dr C. S. Verdi, du comité de législation, présenta les résolutions suivantes, en place de celles qui avaient été proposées la veille :

Résolvons, que les intérêts de la cause de la vérité et les intérêts de l'humanité s'élèvent plus haut que les points de dissidence des écoles médicales, et que nous devons soutenir, qu'il est du devoir des médecins de négliger ces divergences quand les intérêts plus grands peuvent en tirer profit ;

Résolvons, que l'exclusion de médecins des postes d'honneur et de confiance dans les institutions publiques du pays, ou dans le service du gouvernement, pour cause d'opinions médicales, est un abus de pouvoir et ne doit pas plus longtemps être toléré ;

Résolvons, que la censure et l'ostracisme de certaines associations médicales, à l'égard de ceux de leurs membres, qui se montrent libéralement disposés envers nous, sont une usurpation de droits de citoyens américains, et une subversion de la liberté de pensée et d'action, qui doit caractériser tous les corps scientifiques.

Les résolutions sont, sans discussion, adoptées à l'unanimité.

Le Dr Conrad Wesselhœft, de Boston, président du

Comité de matière médicale, de pharmacie et d'expérimentation.

présenta son rapport et les articles envoyés, entr'autres :

1° « Le Dr J. P. Dake, de Nashville (Tenn), adresse une lettre dans laquelle il exprime ses regrets de ne pouvoir assister au meeting de l'Institut. Il désirerait voir s'établir un collége d'expérimentateurs, réunissant des hommes et des femmes, dans le but d'expérimenter les vieux et les nouveaux remèdes, et soumet un plan pour cette organisation. »

2° « Le Dr Samuel Swan, de New-York, a présenté une volumineuse série d'expérimentations. Il a expérimenté le *lait écrêmé*. Les symptômes produits dans un cas, le 15e jour, furent : une forte douleur dans la tête; un malaise excessif avec nausées; une douleur persistante dans le dos; une pâleur extrême de la face, le matin; une faiblesse physique considérable, se manifestant le soir et disparaissant au bout d'une heure; un coriza paraissant subitement la nuit, dans la narine droite, et disparaissant le matin; de l'amaigrissement. »

« Il a expérimenté le *lait de chienne*, à la 30e dilution, entr'autres symptômes, il se produisit, le 12e jour, une inflammation de la gorge, avec place excoriée, grisâtre, douloureuse au côté droit, juste au dessus de l'amygdale, et d'autres signes de dépôt diphthéritique.

« Le *sucre de lait* produisit, chez un bébé auparavant bien portant, de très-remarquables symptômes névralgiques, différant complétement de ceux des autres remèdes. »

3° « Le Dr Carroll Dunham, de New-York, lit une revue rétrospective d'un travail, fait l'année passée, en plus de ce qui a déjà ou doit être offert à l'Institut.

« Il présente au nom du Dr J.-J. Mitchell, de Newburg (N.-Y.), une classification destinée à faciliter le mode du choix du médicament applicable à certaines maladies. Celui-ci considère que les remèdes deviennent maintenant assez nombreux pour rendre le praticien négligent ou exiger de lui une immense quantité de travail. Un exemple fut donné de sa méthode pour choisir, avec ce plan, un médicament.

« Le Dr Dunham présente ensuite un specimen de *Cundu-*

rango, qu'on dit être employé maintenant sur une très-grande échelle, dans les hopitaux de l'Equateur, pour la guérison du cancer. L'écorce de la racine est prise, sous forme d'infusion et par cuillerées.

4° « Un article sur *Cimicifuga racemosa*, par le Dr Théodore Bacmeister, fut ensuite présenté et lu. »

5° « Le Dr Wesselhœft termina le rapport du bureau, par un résumé du résultat de ses propres expérimentations, principalement consacrées à la *Nielle* (*charbon du blé, ustilago madis*), qu'il trouve très-semblable, en ses effets, au *Secale cornutum* (*nielle du seigle*). Il note aussi les effets toxiques de l'*eau de mer*; et, à ce sujet, avança la théorie : que les substances le plus abondamment répandues dans la nature se sont, depuis des siècles et spécialement depuis la fondation de l'Homœopathie, montrées les plus utiles. Il émet aussi l'hypothèse que le mal de mer n'est pas tant le résultat des mouvements de l'Océan, que celui de l'inspiration de l'eau de mer atomisée. Il a respiré cette eau au moyen d'un atomiseur et a trouvé qu'elle déterminait, au bout de vingt minutes, une forte douleur au sommet de la tête et dans les bras. Le second et le troisième jour, la même expérience donna les mêmes résultats. »

Le président lit une lettre du Dr J. G. Gilchrist, de Minnesota, relative au nouveau Répertoire qu'il prépare avec trente-six collaborateurs, sur la motion du Dr Dunham, la communication du Dr Gelchrist sera mentionnée dans les procès-verbaux.

La faculté du collége Hahnemann fait savoir qu'elle n'a pas cru devoir déranger l'Institut par une invitation spéciale, mais qu'elle offre la libre entrée de son museum, elle propose le jeudi matin, de neuf à dix heures, comme le moment plus propice à la visite de ces établissements.

Les articles du bureau de matière médicale sont ensuite repris isolément pour la discussion.

Au sujet de la communication du Dr Dake pour l'établissement d'un collége d'expérimentateurs, le Dr Verdi fit la remarque, qu'à son avis, ce n'était pas le meilleur moyen et que, d'après l'idée qu'il s'en fait, ce collége n'aurait qu'une utilité restreinte. Il propose sous le nom de : « *Société des expérimentateurs,* » une organisation, dont les membres, hommes et femmes, en parfaite santé, recevraient du président, pour les expérimenter, certains médicaments dont les noms ne seraient pas divulgués ; les résultats obtenus, rapportés et comparés, seraient publiés pour l'usage de la profession. Cette organisation, si elle était complète, ferait beaucoup de bien, mais, en dehors de cela, on en aura à retirer que peu d'avantages.

La communication, adoptée, fut renvoyée au Comité de publication.

La parole fut ensuite donnée au sujet de l'article du Dr Sivan, sur le *lait écrémé*.

Le Dr S. Lilienthall rapporte qu'il a vérifié sur lui-même plusieurs des symptômes relatés ; il souffrait, depuis quatre ou cinq ans d'une céphalalgie paroxysmale, du côté gauche de la tête, causée par un coup de soleil. Le Dr Swan lui donna une seule dose de sa préparation qui le soulagea immédiatement ; et depuis, il n'en a pas été incommodé.

Le Dr Swan, en réponse à une question, établit que la préparation qu'il a employée, fut faite avec du lait, parfaitement pur et vierge d'adultération.

Le Dr N. R. Morse : « Il semblerait que ces expérimentations fussent indignes de croyance, cependant le Dr Swan m'ayant gracieusement donné quelques-unes de ses préparations, je les prescrivis, il y a peu de temps, à la 200e puissance, dans un cas qui m'embarrassait beaucoup, et le malade fut entièrement guéri. »

Le Dr G. G. Foote ajouta son témoignage : « Il a eu un malade que fatiguaient beaucoup des nausées, sans vomissements, et auxquelles on ne pouvait pas trouver de remède avantageux, quand il administra, avec les meilleurs résultats, la 200e dilution du médicament; les symptômes reparurent toutefois après quelque temps, et furent promptement soulagés par le même, à la 1000e; mais à une troisième récidive, il n'y eut pas d'autre bon effet produit par le remède.

Le Dr J. S. O. Lord, de Pough Keepsie (N.-Y.), entre, sur ces entrefaites, dans la discussion, et démontre d'une façon facétieuse combien plus facile il est de faire la critique du travail d'un homme que de dire quelque chose d'utile. « Il me semble, dit-il, que nous entrons dans une mauvaise voie. Certes, chacun ne doit donner qu'un médicament à la fois, et cependant, vous parlez ici d'employer une substance qui en contient au moins 11 à 14... J'ai vu, sur la table, du lait qu'on ne pouvait employer dans le thé, il était si amer qu'on ne pouvait l'avaler; j'ai vu du beurre si mauvais qu'on ne pouvait le manger. Donnez des carottes à vos vaches et vous aurez la carotte dans votre lait; vous ne trouveriez rien dans le lait que vous n'ayiez donné aux vaches... Maintenant, Messieurs, laissons, s'il vous plaît, le reste de cette discussion à une autre année. » (Applaudissements.)

Le Dr David Thayer, de Boston, qui a précédemment exprimé l'avis que, pour les articles importants présentés par le bureau de matière médicale, une partie, au moins, put être mise, à une date prochaine, entre les mains des membres, sans attendre la publication du volume complet des transactions, propose la résolution suivante :

« *Résolvons*, qu'il soit ordonné au Comité de publication de publier immédiatement, dans le style et le format des comptes-rendus annuels de l'Institut, les articles du bureau de matière médicale, pharmacie et expérimentations, et d'en envoyer des exemplaires à chaque membre pour qu'il en bénéficie et les augmente de son expérience et de ses expérimentations ultérieures. »

Après quelques discussions relatives aux frais nouveaux qui en découleraient, la résolution fut adoptée.

Le travail du docteur Bacmeister sur *Cimicifuga racemosa* fut ensuite soumis à la discussion.

Le Dr Koch, de Philadelphie, rapporte que *Cimicifuga* lui a donné d'excellents résultats dans le traitement de la fièvre puerpérale, contre laquelle il s'est aussi montré bon préventif. Dans plusieurs cas, où cette affection semblait devoir se déclarer, il pense avoir, par sa prescription, écarté l'imminence du mal. Une indication marquée et caractéristique de l'emploi de *cimic* est un trouble mental particulier qui fait dire à la malade : « Je ne sais pas ce qu'il y a dans ma tête ; je ne me sens pas comme moi-même. » Unie à cet état mental, il y a habituellement une teinte bleue de la face. Dans le rhumatisme, surtout à l'état aigu, fréquemment, sous l'influence de ce remède, le mal se calme dans un temps très-court. Le Dr Koch employa ordinairement la 2e dilution décimale.

Le Dr J. C. Morgan, de Philadelphie : « J'ajouterai mon approbation à la dernière remarque du Dr Koch. Dans un cas récent de très-obstinée affection cardiaque, produite par une peur pendant la période de débilité, consécutive à une diarrhée, beaucoup de remèdes avaient été prescrits, surtout *glonoïne* ; enfin, par une sorte d'idée empirique, je fus amené à donner *Cimicifuga*, et le résultat fut plus satisfaisant. Je rapporterai les symptômes principaux, tels que je les ai notés. — C'était chez une dame âgée d'environ cinquante ans ; elle était réveillée par un violent battement de cœur, avec bouffées de chaleur par tout le corps, et accompagnées d'une sueur profuse, et, en même temps, d'augmentation de l'urine. — Ce cas fut traité avec la 200e dilution, puis on diminua la fréquence des doses et on atteignait les plus hautes puissances quand l'affection parut disparaître.

Le Dr Pemberton Dudley dit qu'il a vu, dans divers cas, des effets presques magiques suivre l'administration de *Cimicifuga*. Ce fut le Dr Newton May, de Holmesburg, qui appela d'abord l'attention de ce médicament dans les cas de rhumatismes des extrémités inférieures. Il pense que, lorsqu'il est indiqué, son action est très-prompte, et qu'il se manifeste des effets très-nuisibles dans trois ou, au plus, quatre jours.

Le Dr E. Tayer l'a trouvé très-utile dans quelques formes de maladies du cœur ; il est d'avis que les affections organiques du cœur sont aussi curables, prises de bonne heure dans la vie, que les autres maladies.

Le Dr Craig l'a employé, chez les femmes, dans des cas de céphalalgie, avec de prompts effets curatifs ; il l'a aussi employé dans des affections cardiaques.

Le Dr Bowen s'en sert depuis plusieurs années et en a toujours vu de bons effets dans le rhumatisme ; il le regarde comme un médicament unique dans le *delirium tremens*, partiel ou non développé, dont on rencontre de nombreux cas. L'irritation du cerveau est tellement exaltée par les liqueurs, que l'esprit s'affaiblit, bien que les sujets aient conscience de leurs actes. Il a aussi employé *Cimicifuga* dans les maladies du cœur, et dans celles des femmes, où il y avait une perte d'énergie vitale et une tendance à la mélancolie.

Le Dr F. R. Mc Manus, président du Conseil des censeurs, présenta alors une liste supplémentaire des candidats au titre de membres de l'Institut. Plusieurs noms soulevèrent quelque opposition, et surtout celui d'un gradué de l' « Université de Philadelphie, » à cause d'une accusation de commerce de diplômes qui fut portée contre cette institution (allopathique). Une discussion en résulta, et enfin le nom en litige fut renvoyé aux censeurs, avec recommandation d'obtenir de plus amples informations.

Le rapport et les articles du bureau de matière médicale furent ensuite adoptés et renvoyés au Comité de publication.

Le Comité de nomenclature et de pharmacie.

fut appelé à rendre ses comptes. Aucun rapport n'ayant été fait, il fut établi que le Comité considérait ses devoirs comme fusionnant avec ceux du Comité du formulaire homœopathique

La Section d'obstétrique

venait à l'ordre; le Dr Guernsey fit un court rapport oral sur ses vues au sujet du traitement des convulsions puerpérales.

Le Dr J. H. Woodbury, de Boston, avait commencé la lecture de son article sur « les applications topiques dans les maladies utérines, » quand fut émise la proposition de s'ajourner, à cause de la chaleur, au lendemain matin; la séance avait déja duré plus de quatre heures.

Le rapport du Comité de cotisation fut alors communiqué : il y était établi que, jusqu'à ce jour, il s'était présenté 200 membres et délégués représentant 15 sociétés d'État, 41 sociétés locales et de comté, 20 hôpitaux et asiles, 22 dispensaires, 8 colléges médicaux et 8 journaux de médecine.

TROISIÈME JOUR (*jeudi, 8 juin*)

L'Institut se réunit à l'heure habituelle, sous la présidence du Dr D. H Beckwith.

Le Dr Ludlam, secrétaire, annonça la réception d'un télégramme de San-Francisco, signé d'un grand nombre de médecins homœopathes de cette ville, et invitant l'Institut à s'y réunir en 1872. L'invitation fut saluée d'applaudissements, mais aucune décision ne fut prise à son égard.

Le Dr G. J. Foote, de New-York, désirant rentrer chez lui, fut autorisé à prendre la parole, le principal objet qu'il avait en vue était d'établir le progrès des efforts faits pour fonder un asile homœopathique d'aliénés à Middletown, comté d'Orange (New-York). Après avoir rapporté les difficultés qu'il y eut à obtenir les fonds, il dit : Je fis ensuite un appel énergique aux citoyens de Middletown; toutes les souscriptions nous furent données en papiers payables à un an, elles furent employées à acheter le terrain et le titre en fut donné à l'État, d'après les termes du contrat. Nous avons maintenant un titre de 75,000 dollars, dû par l'État, et cette somme sera probablement reçue la semaine prochaine. Nous avons commencé les travaux, et 50 hommes ont été employés à élever le bâtiment central, qui contiendra une salle pour environ 40 malades, indépendamment du personnel. Il y a une forte tendance de la part des administrateurs, comme de la mienne, à faire un appel au peuple, pour obtenir les 20,000 dollars qui sont nécessaires. Pour cette somme nous aurons de l'État 40,000 dollars avec lesquels nous pourrons élever un autre monument. Quelques médecins ont déjà essayé d'obtenir de l'argent de cette façon. Plusieurs personnes pensent que, comme l'asile sera bâti à New-York et que l'État reconnaît l'institution, c'est un établissement local. Mais cela n'est pas; c'est une institution nationale, sa charte est disposée de telle sorte, que les administrateurs aient le contrôle complet. Les dépenses courantes seront couvertes par les malades, qui pourront venir de partout. Si vous vouliez bien, tous, nous aider, nous pourrions, dans une autre année, loger peut-être 150 malades, et si nous obtenions 20,000 dollars de plus, nous en aurions, en tout 225,000, pour élever des constructions. »

Le Dr Wood Bury reprit alors la lecture de son article, interrompu hier, par l'ajournement.

Le Dr D. P. Gause, de Philadelphie, lit un rapport intitulé : « Critique des règles ordinaires pour l'application du forceps, qui fut écouté avec une attention marquée.

Le Dr E. G. Beckwith, de Zanesville, communique le résumé d'un cas de violentes douleurs *post partum*, avec hémorrhagie, causées par des contractions utérines irrégulières.

Le Dr S. S. Lungren, de Toledo (Ohio), donne la courte exposition d'un cas obstétrical remarquable qui s'est présenté dans sa pratique.

Le Dr E. W. Townsend, de Greensburg (Pens.), présente un

article sur les détails d'un cas de dilatation congénitale des reins, avec la pièce anatomique.

Sur ces entrefaites, le Comité de cotisation se présenta de nouveau pour annoncer qu'il s'était présenté au meeting près de 300 membres et délégués, représentant 15 sociétés d'État, 42 sociétés locales ou de comté, 20 hôpitaux ou asiles, 22 dispensaires, 9 colléges et 8 journaux médicaux.

Les travaux d'obstétrique furent ensuite soumis à la discussion.

Le Dr T. S. Verdi propose les résolutions suivantes, dont l'élucidation fut renvoyée au vendredi matin, à dix heures :

Résolvons. Que l'Institut Homœopathique Américain juge inutile d'avoir, désormais, un discours public fait par un membre au meeting de l'Institut ;

Résolvons. Que le président fera, à l'ouverture de chaque session, une adresse contenant une revue générale des progrès de la médecine et de l'Homœopathie dans l'année écoulée, et toutes les propositions qu'il lui semblera utiles de soumettre aux décisions de l'Institut, pendant la session.

Le Dr J. T. Talbot, président du bureau, présente le rapport et les travaux du

Comité de chirurgie

tels qu'ils suivent :

1° « Sur l'ovariotomie, » par le Dr J. T. Talbot, de Boston ;

2° « Sur les hernies, » par le Dr G. D. Beebe, de Chicago ;

3° « Sur la resection des articulations, » par le Dr E. C. Franklin, de Saint-Louis ;

4 « Des récents perfectionnements de la chirurgie, » par le Dr Bushrod W. James, de Philadelphie ;

5° « Sur les polypes de la conjonctive et l'héméralopie, » par le Dr T. F. Allen, de New-York ;

6° « Sur les fractures, » par le Dr N. Schneider, de Cleveland ;

7° « Sur les moyens et les instruments hémostatiques, » par le Dr D. W. Tod Helmuth, de New-York;

8° « Sur les maladies du conduit lacrymal, » par le Dr C. T. Liebold, de New-York;

9° « Clinique chirurgicale, » par le Dr Malcom Mac-Farlan, de Philadelphie;

10° « Sur le strabisme, » par le Dr James B. Bell, d'Augusta;

11° « Sur les obstructions mécaniques des intestins, » par le Dr A. R. Thomas, de Philadelphie;

12° « Sur les calculs intestinaux, » par le Dr Ch. H. Von Tagen, d'Harrisburg;

13° « Clinique chirurgicale de l'oreille, » par le Dr H. C. Houghton, de New-York;

14° « Exsection des articulations et usage des sutures métalliques, » par le Dr S. R. Beckwith, de Cincinnati.

Le Dr Talbot fit un rapport général des actes du bureau; il y fut fait mention des progrès des médecins homœopathes dans l'art de la chirurgie. Une des raisons données pour cet avancement était l'augmentation du nombre des praticiens; mais la principale cause appartient à l'intolérance des allopathes, qui traitent avec la plus grande rigueur ceux de leurs associés qui prennent consultation avec les nôtres dans les cas de chirurgie. Dans ces circonstances, les homœopathes ont été forcés, pour leur propre défense, de donner une attention sérieuse à la chirurgie, et ils ont maintenant dans leurs rangs plusieurs hommes capables de pratiquer les plus graves opérations.

La discussion s'ouvre ensuite sur les travaux de chirurgie, précédemment énoncés.

Le Dr F. R. Mc Manus présente alors un rapport du Conseil des censeurs, avec les noms d'un certain nombre de postulants au titre de membres, mais, avant sa conclusion, ce rapport dit : « J'arrive maintenant aux noms de trois dames, et je désire faire d'elles une petite apologie, ce pourquoi je les ai laissées à la fin. »

Une motion fut faite de ne pas lire ces trois noms.

Ce fut le signal d'une discussion violente et prolongée, dans laquelle, d'après les votes, les partisans du pour et du contre s'égalisent à peu près.

L'argument principal des opposants reposait sur le texte de l'article 9 des réglements, ainsi conçu : « Quiconque aura suivi un cours régulier d'études médicales, d'après les exigences des institutions médicales de notre pays, et aura obtenu de trois membres de cet Institut un certificat constatant qu'*il* est suffisamment capable pour être élu; s'appuyant surtout, sur ce que le terme *il* ne pouvait concerner que les hommes, aucune instititution, alors que le réglement fut institué, ne diplômant les dames. Le principal champion de cette thèse était le Dr S. R. Becwith.

Les partisans de l'admission des femmes, en convenant du texte, mais non de ses intentions, proposaient des amendements, dans le but d'éviter les erreurs d'interprétations, tout en donnant satisfaction à leurs désirs. Le Dr Swazey fut l'avocat persévérant des dames. Il avait déjà, à Boston, en 1869, fait accepter un amendement qui consacrait cette innovation et que la partie adverse attaqua violemment, comme inconstitutionnel. Bref, après nombre de lances rompues de part et d'autre, les trois dames-docteurs furent admises : c'étaient mesdames Harriet S. French, et Harriet J. Sartain, de Philadelphie, et Mercy B. Jackson, de Boston.

Ainsi l'Institut Américain d'Homœopathie s'est enfin affirmé convenablement, dans les annales, comme une institution libérale et progressive, en antagonisme marqué avec les actes égoïstes et vulgaires de l'association médicale allopathique américaine, dans ses sessions à Washington, en 1870, et à San-Francisco, en 1871.

Il était presque cinq heures quand l'Institut termina sa séance.

QUATRIÈME JOUR (*Vendredi, 9 juin.*)

La session commença bientôt après neuf heures, sous la présidence du Dr J. J. Youlin, de Jersey-City.

Le Dr Morse lit l'article sur la constitution qui fut tant discuté la veille, et l'article des réglements correspondant, but de la discussion. « Les réglements, dit-il, peuvent être, à tous les moments, modifiés par l'Institut ; » et comme il reste quelques doutes relativement à la légalité de la décision prise à Boston, en 1869, il proposa un amendement (qui formulait l'admissibilité des femmes) ; »

Le Dr Smith annonça, sur ces entrefaites, que le bureau d'organisation d'enregistrement et de statistique présenterait une proposition qui sauvegarderait tous les principes ; — et le Dr Morse retira sa motion.

La lecture des travaux présentés par le bureau de chirurgie fut ensuite reprise ; — mais on accepta la proposition de suspendre toute discussion sur les articles déjà lus.

Le Dr J. S. J. Lord, Président du

Comité d'Anatomie, de Physiologie et d'Hygiène

présenta son rapport ; le seul article envoyé, l'était par lui-même et avait trait aux propriétés physiologiques de la cellule ; il fut renvoyé au comité de publication.

Le Dr Henri H. Smith, de New-York, fait un rapport général des actes, du

Comité d'Organisation, d'Enregistrement et de Statistique.

Ce bureau (au sujet de la discussion pour l'admissibilité des femmes) proposait de modifier les réglements de façon à éviter l'emploi du terme en litige ; il proposait, en outre, un amendement à l'article 10, qui permit l'institution d'un autre bureau : *le bureau de Littérature Médicale*, lequel devrait préparer un résumé de tout ce qui serait publié dans l'année en littérature homœpathique et allopathique. — Ces deux amendements furent adoptés à l'unanimité.

Le Dr Mac Manus présenta les résolutions suivantes :

Résolvons. Que tous les rapports ou articles, à publier avec les comptes-rendus de l'Institut, soient livrés au secrétaire dans les trente jours qui suivront la clôture de la session, afin de faciliter sa publication ; — au-delà de ce délai, ils seront exclus. — Applaudi et adopté.

Les résolutions du Dr Verdi, — relatives à l'inopportunité de désigner un orateur pour présenter une adresse publique, et à la définition de la forme et du caractère de l'adresse présidentielle, — furent alors mises en discussion.

Le Dr Verdi : « En émettant ces résolutions, je n'ai point eu l'intention d'exprimer un reproche ou un regret, mais rien, au contraire, qui ne soit à l'éloge de tous les gentlemen, dont la parole a entretenu l'Institut. Au début, l'Institution réclamait tous les efforts qu'il était possible aux homœopathes d'employer pour son succès ; dans ce but, des discours et des adresses étaient chose très-importante. Mais aujourd'hui que l'Homœopathie a crû jusqu'à devenir un agent puissant, son progrès peut se parfaire sans l'aide de ces moyens, qui sont une dépense inutile à l'Institut. »

Le Dr Dudley : « Je ne suis pas d'avis de supprimer ces discours, car je crois leur maintien utile jusqu'à un certain point. Je les considère comme un intermédiaire, par lequel l'Institut communique avec le public et lui fait connaître la prospérité de l'Homœpathie. Il serait trop radical de les faire disparaître ; je propose, en leur place, l'amendement suivant :

Résolvons. — Qu'à chaque meeting annuel sera désigné un comité de trois membres, dont le Président résidera au siége de la session prochaine, pour examiner l'adresse à délivrer et rapporter son approbation ou sa non-approbation. — Le rapport de ce comité devra toujours venir à l'ordre, après le discours d'ouverture du Président de la session, et aucune adresse désapprouvée ne pourra être lue, sans un vote d'autorisation. »

Le Dr S. R. Beckwith : « J'espère que ceci ne passera pas. »

Le Dr Pearson propose une modification aux règlements, par laquelle sera rayé le nom de chaque membre qui sera convaincu d'avoir, sous signature imprimée, recommandé un médicament secret ou composé (sirops, pilules, etc.) — Je fais cette motion, dit-il, avec un certain sentiment de regret, mais sans mauvaise intention contre qui que ce soit. Je regrette que les signes du temps indiquent cette nécessité. Nous n'avons pas de drapeau exclusif de ce qui constitue l'orthodoxie en Homœpathie; mais nous appartenons à une classe de médecins qui professent la croyance à certains principes, par lesquels ils se distinguent des autres, et, pour réprimer, dans la communauté, les fausses idées et les préjugés, il est nécessaire que nous ayons une ligne de démarcation ininterrompue. Si nous nous compromettons avec l'ennemi, ou si nous avons des complaisances pour les préjugés du public, notre progrès ne saurait être certain. C'est pourquoi j'espère que, dans un but de fermeté, cette proposition sera agréée. Laissons l'emploi des drogues à ceux qui le désirent; mais, puisqu'ils abandonnent nos principes, faisons en sorte que de même ils quittent notre nom. »

Le président décida que la proposition du Dr Pearson était en dehors de la question.

Le Dr Beebe : « La motion substituée du Dr Dudley met le comité d'organisation dans une position embarrassante. La salle devant être retenue quelques semaines d'avance, si le rapport du Comité était contraire à l'adresse, ce serait une perte de temps pour l'ordre à établir. »

Le Dr Pearson : « Je suis opposé à la suppression de cette coutume honorée de la sanction du temps. Il est bien compris par l'auditoire que l'orateur seul est responsable de ses paroles. Allons-nous proscrire la liberté de penser? Nous en avons assez entendu dans ces dernières années, et nous sommes, certes, la dernière assemblée humaine à faire quelque chose de la sorte. »

Le Dr Dubley : « Est-il juste aussi qu'il puisse être fait des adresses, avec lesquelles nous ne soyions pas d'accord? Je ne comprends pas que le Comité puisse accepter d'endosser les sentiments de l'orateur. »

Le Dr Lilienthal : « Nous avons, en Europe, assez de censures ; pour l'amour de Dieu, ne les faites pas venir dans notre pays. »

L'amendement substitué fut repoussé à une grande majorité.

Le Dr Koch présenta les résolutions suivantes :

Résolvons. Que les médecins résidant dans chaque ville où se tiendront les sessions futures de l'Institut ne soient pas tenus de faire de réception publique à ses membres. »

Le président n'accepta ceci comme un amendement.

Le Dr Mac Manus émit, dans une autre proposition, le vœu que le motif de chaque adresse annuelle dût se limiter à des sujets médicaux ou scientifiques, à l'exclusion de toute matière religieuse ou politique. — Non accepté comme amendement.

Les résolutions antérieures du Dr Verdi furent alors adoptées à une grande majorité.

Les discussions furent suspendues pour recevoir les invitations au sujet du prochain lieu de réunion de l'Assemblée.

Le Dr Verdi, dans un long discours, invita les membres à venir à Washington.

Le Dr S. R. Beckwith, lut une invitation, de la part de la société de l'Etat de l'Ohio, à tenir la session prochaine à Cleveland.

Une autre invitation, en faveur de San-Francisco, fut reçue de la société de Californie.

Le Dr Holt désire que l'Institut se réunisse à Washington, par ce qu'il en résulterait le plus grand bien pour l'Homœopathie. « Puisque la vieilleécole s'y réunit tous les deux ans, nous devons y aller lui faire échec. »

Le Dr Verdi : « Je désire que vous compreniez une chose : nous n'avons pas ici de prétentions personnelles. Je parle dans les intérêts de l'Homœopathie. Si vous aviez eu, comme moi, à lutter contre les sénateurs des Etats-Unis, vous sentiriez notre position difficile. L'année dernière, une société de médecins se réunit à Washington, et ces Messieurs furent tellement désordonnés dans leurs discussions, que la police fut requise en grande hâte pour apaiser leurs querelles. Cette année, cette société s'assemble à San-Francisco, et agit de façon à faire monter le rouge au front de tout homme honnête. Elle a proscrit les meilleures membres de son école pour s'être trouvés en consultation avec des médecins homœopathes. La question des femmes a paru, dans son sein, bien plus violente et envenimée qu'elle ne fut chez nous; elle a eu enfin la question des nègres, et, cependant, elle les tient à l'écart. Laissez voir au peuple de Washington comment est composée notre société, et il nous aidera beaucoup. »

Le Dr Ludlam penche pour la Californie.

Le Dr Gray : « Je pense que l'agitation du congrès allopathique de l'année dernière donne une grande importance à ce que nous allions, l'an prochain à Washington, nos amis de Cleveland peuvent attendre.

Le résultat du vote décida que la session future siégerait à Washington.

L'Assembla procéda ensuite à l'élection des membres du bureau pour l'année suivante, commençant au 1er janvier 1870 ; ont été nommés :

Président : Le Dr Talbot, de Boston ;

Vice-Président : Le Dr J. Youlin, de Jersey-City ;

Secrétaire-général : Le Dr Robert Mac Clatchey, de Philadelphie ;

Secrétaire-adjoint : Le Dr Bushrod Saint-James, de Philadelphie ;

Trésorier : Le Dr Kellog, de New-York ;

Censeurs : Les Drs Mac Manus, de Baltimore ; J. E. James, de Philadelphie ; G. W. Swazey, de Springfield ; Clément Pearson, de Mount-Pleasant ; Ross W. Wilkinson, de Trenton.

Le Dr G. D. Beebe proposa que l'Institut élut alors *régulièrement* les dames, qui, la veille, l'avaient été *irrégulièrement*.

Le Dr W. W. Rodman, de Herv-Haren, s'opposa à l'emploi du mot : *irrégulièrement*, après le vote de régularisation de la majorité des membres présents, et proposa, en place, que l'élection fut confirmée, — ce qui fut fait à une forte majorité.

Le Dr A.S. Ball, à New-York, proposa les résolutions suivantes ;

Attendu, les effets matériels de l'alcool, révélés par sa pathogénésie, par les altérations pathologiques du foie et des reins, par son influence sur le cerveau et le symptôme nerveux ;

Attendu, que la théorie, énoncée par un chimiste distingué, Liebig, d'après laquelle la vitalité serait soutenue par la génération chimique du calorique, est maintenant prouvée erronée.

Attendu, que l'hypothèse récente de célèbres chimistes français, d'après laquelle l'alcool serait un « aliment de substitution, » par son pouvoir direct de diminuer l'usure du système, et d'économiser ainsi l'alimentation, est trop absurde pour valoir une réfutation ;

Attendu, que de récentes expériences s'accordent pleinement dans le fait que l'alcool est, en plus grande partie, sinon totalement absorbé et entre dans la circulation, quand il est introduit dans l'estomac, et déposé sans altération dans différente cavités du corps;

Attendu, que la prescription inconsidérée de ce puissant agent toxique comme stimulant, conduit à son usage trop commun comme boisson, et favorise ainsi une ivrognerie ruineuse pour le bien public,

Attendu, que, comme médecins, nous avons le pouvoir d'influencer et de modifier le sentiment public, et sommes responsables du bien-être physique et moral de nos malades, en tant qu'affecté par cet agent; —

Résolvons. D'exprimer ici nos alarmes des grands et croissants malheurs qui résultent de l'usage de l'alcool comme boisson;

Résolvons. De recommander dans son emploi la même prudence qu'on doit apporter à la prescription d'un poison actif, et d'engager la profession à une sage et soigneuse restriction dans son usage, en qualité de médicament, spécialement contre la phthisie commençante, où il a été si communément et si infructueusement ordonné.

Le préambule et ses résolutions furent renvoyés au bureau de matière médicale.

Le Dr Koch présenta de nouveau sa motion relative à l réception fournie à l'Institut par les médecins du lieu de la session; elle fut adoptée, après un léger amendement.

Le Dr S. R. Beckwith proposa de renvoyer tous les travaux présentés au Comité de publication, avec autorisation de les publier; et le Dr W. A. Reed y fit ajouter la mention : « à l'exception de l'adresse annuelle. » — adopté.

Le Dr T. S. Verdi, proposa, qu'à sa clôture, l'Institut s'ajournât à Waskington, le 22 mai 1872. — adopté.

(*La fin au prochain numéro.*)

SUR LA VARIOLE

CONCLUSIONS ET OBSERVATIONS

Pour résumer les considérations dans lesquelles je suis entré sur la question des revaccinations en temps d'épidémie, je dirai :

1° En ce qui concerne la question théorique, que, malgré les revaccinations tant prônées depuis le commencement de l'épidémie, vers la fin de septembre 1869, celle-ci n'a cessé de croître, à ce point que, du 13 au 19 novembre 1870, la mortalité atteignait le chiffre de 431 morts par semaine, et du 25 au 31 décembre, celui de 454.

Que, si depuis lors, l'influence variolique a décliné, le relâchement apporté aux revaccinations par l'effet des préoccupations politiques, n'y a probablement pas peu contribué.

Qu'il a été authentiquement constaté par tous les médecins observateurs, qu'un nombre considérable des personnes qui furent revaccinées, eurent néanmoins la variole dans la période comprise entre le 4e et le 25e jour (1) après l'inoculation

1. Citons un cas tout récent et plus significatif. « Un collégien de 17 ans, de la plus belle santé, est vacciné heureusement, c'est-à-dire, *avec pleine réussite*, du virus pris à la vache. Deux mois après, il est emporté en quatre jours, par une petite vérole gangréneuse. » (Note du Dr Grimaux, extraite de la *France Médicale* du 22 mars 1871.)

M. Izarn, ex-lieutenant d'infanterie de marine, demeurant rue d'Enghien, 30, a fait quatre années de service à Taïti (de 1863 à 1867). Au dire des anciens du pays, jamais, jusqu'à cette époque, on n'avait entendu parler de la petite vérole, ni vu un homme marqué des cicatrices qu'elle laisse à sa suite. Or, il advint que par ordre du gouverneur, M. Laroncière-Lenourrit, frère de l'amiral, tous les enfants de l'île furent vaccinés. A dater de ce moment, au grand étonnement des naturels de cette contrée qui disaient n'avoir jamais vu pareille maladie, la petite vérole se déclara dans les villages; les cas furent nombreux et graves et les habitants crurent qu'on leur avait communiqué cette contagion pour exterminer leur race.

La fille de ce même M. Izarn, âgée de quatre mois et demi, fut vaccinée à

vaccinale, et que parmi celles-là, quelques-unes, en nombre très notable, étaient mortes de cette maladie.

Les conséquences qui découlent naturellement de tels faits sont donc, qu'il est complétement illusoire de considérer la vaccine comme préservatrice de la variole en temps d'épidémie; — et que si l'on admet que ceux qui furent atteints dans les premiers jours qui suivirent l'inoculation étaient déjà sous l'influence de la variole. il n'est plus possible d'invoquer le même argument en présence de la multitude de cas de variole qui se sont présentés dans les semaines, et quelquefois les mois qui suivirent l'inoculation, que celle-ci provint, du reste, d'un vaccin primitif ou secondaire.

Par conséquent, si la vaccine n'atténue pas l'influence variolique dans son intensité et sa gravité, comme le démontrent les cas de variole survenus dans les jours ou les semaines qui suivent la vaccination, il faut nécessairement en conclure que, pour exercer une action salutaire, et développer virtuellement dans l'organisme l'état qui s'exprime par la neutralisation dynamique du travail particulier à l'agent contaminateur, un laps de temps beaucoup plus considérable est nécessaire.

En regard de l'impuissance des vaccinations secondaires, nous devons donc signaler à nos lecteurs l'action fidèle des médicaments préservatifs, entre les mains de tous ceux d'entre nos confrères qui, dans la période de dix-huit mois qui a marqué la durée de l'épidémie récente de variole, les ont prescrits à leurs clients. Le *Sarracenia purpurea* a été employé

l'Académie de médecine, le 29 octobre dernier. Le lendemain même, la variole se déclarait sans prodrômes antérieurs. Elle fut abondante, et suppurait encore quinze jours après. L'inoculation vaccinale donna lieu à cinq pustules qui s'évoluèrent normalement pendant la variole, sans imprimer à celle-ci la moindre modification, puisqu'elle suppura.

La mère de cette enfant continua à l'allaiter, et bientôt son corps se couvrit de grosses pustules successives analogues à de petits furoncles, et qui suppurèrent pendant plusieures semaines.

par quelques médecins. Mais, c'est le *Vaccinium* qui, par opposition à l'aveugle routine des revaccinations, fut particulièrement employé. Et, il faut le dire à la gloire de la médication Homœopathique, toutes les personnes qui prirent le *Vaccinium* (6e dil.) furent préservées.

D'autres médicaments ont aussi été recommandés comme jouissant de la propriété soit de faire avorter la variole, quand ils sont administrés au début de sa période prodromique, soit d'abréger son évolution ou de favoriser le développement des pustules quand déjà elles commencent à se montrer; ces médicaments sont, *Antimonium cr.*, *Causticum*, *Mercurius*, *Chelidonium majus*, *Thuya*, *Anemone nemorosa*, *Borago offic*, *Creosotum*. Substances dont les effets pathogénésiques sur la peau simulent les éruptions pustuleuses.

Deux faits pratiques concernant, l'un *Zincum*, l'autre *Phosphorus*, trouvent ici leur place.

Le premier est celui d'une femme qui, à la suite d'une variole, conservait depuis des années une oppression continuelle. *Zincum* lui ayant été administré fit reparaître une éruption varioliforme qui s'évolua régulièrement comme la variole essentielle, et l'oppression disparut pour toujours.

Le second fait qui appartient à la pratique de notre regretté confrère Gastier, est celui d'un homme d'un âge mûr, chez lequel les pustules varioliques étaient arrivées à leur complet développement, lorsque le malade ayant eu l'imprudence de sortir de son lit, se refroidit. Aussitôt les pustules devinrent livides par tout le corps, une violente congestion se fit dans les poumons, et la respiration devint haletante et précipitée. *Phosphorus* 30e ayant été administré par Gastier, un vomissement de sang eût lieu, et le malade guérit.

Depuis un certain nombre d'années l'attention de quelques médecins est appliquée à déterminer l'influence de quelques plantes de la famille des Solanées sur les formes diverses, la marche, et les complications de la variole. — Il y a deux ans, notre confrère Ozanam produisait un intéressant travail sur ce sujet.

Dans la séance de l'Académie des sciences, en date du 6 février 1871, il fut donné communication d'un mémoire du docteur Grégoire, relativement à l'emploi de l'*Atropa Belladona* « comme agent préservatif de la variole. » Ce confrère appuie ses assertions sur une longue expérience, et des succès constants à l'hôpital de Liége, depuis l'année 1826.

La *Belladone* a rendu d'incontestables services dans les complications cérébrales accompagnées de délire qui surviennent dans le cours de la variole confluente. Mais si, généralement elle réussit dans les formes normales, dans les formes anormales telles que l'hémorrhagique, on l'a vue constamment échouer. — Néanmoins, l'influence réelle de la *Belladone* sur la variole, dans certains cas et certaines formes, ne semble-t-elle pas nous révéler qu'il pourrait y avoir dans les espèces végétales qui s'en rapprochent comme une mine féconde à explorer, et que si tels individus de cette riche famille correspondent à tels accidents déterminés, tels autres possèdent peut-être une corrélation phénoménale avec d'autres formes de la même maladie.

Sous l'empire de ces idées et de quelques notions encore incomplètes, je m'étais promis de demander à l'expérience directe, ce que l'expérimentation physiologique, parfois si dangereuse, comme je le sais par moi-même, ne saurait toujours donner. Le *Solanum atrosanguineum* pour les cas de variole hémorrhagique, et le *Solanum nigrum* pour ceux de variole gangréneuse avaient donc fixé mon attention, lorsque mon confrère Leboucher me pria de l'accompagner auprès d'une malade qui venait d'être prise de variole hémorrhagique au moment même où sa sœur succombait à la même maladie, le 4e jour de son invasion.

Toutes deux avaient été surprises par cette maladie au

milieu de leur époque menstruelle qui, aussitôt, s'était transformée en métrorrhagie.

Chez la malade, jeune encore, auprès de laquelle mon confrère Leboucher me fit appeller avec lui, il y avait à la fois *continuelles et abondantes épistaxis, hématurie constante,* et *métrorrhagie.* Au dire de la garde-malade, pendant trois jours, il fallut renouveller les serviettes de couche, trente à quarante fois par vingt-quatre heures !

Le 4e jour de l'éruption, notre confrère Leboucher donna *China* (6e dil.) qui, en quelques heures, arrêta les épistaxis. La métrorrhagie prit fin aussi ; mais l'hématurie continua encore très-abondamment ; ce jour là, les pustules étaient figurées par des disques lenticulaires de largeur variable, à peine saillants, nombreux à la face, très-rare sur le reste du corps et aux membres, et d'une teinte livide nettement caractérisée. Il y avait : délire permanent, variable, généralement tranquille, et constamment entremêlé d'intervalles lucides ; et pendant le délire, la malade voulait souvent sortir de son lit ; — agitation qui s'aggravait le soir et la nuit ; — chaleur brûlante à la peau du front et des mains ; — chaque jour, redoublement fébrile qui commençait vers quatre à cinq heures du soir ; — pouls oscillant de 110 à 125 pulsations par minute ; — soif vive ; — déglutition parfois rendue difficile par une contraction spasmodique du pharynx ; — sécheresse de la cavité buccale et de la gorge ; — enduit fuligineux complétement noir sur la langue et les bords des lèvres ; — conjonctives injectées de sang jusqu'au chémosis le plus saillant ; — respiration accélérée, parfois véritables accès d'orthopnée mêlés d'angoisses ; — urines constamment mêlées d'une grande quantité de sang.

Après avoir discuté sur la valeur thérapeutique de tous les médicaments jusque là si vainement employés dans les cas de ce genre, nous résolûmes d'essayer un médicament nouveau, et notre choix s'arrêta sur le *Solanum atrosanguineum* (1) sur lequel, malheureusement, nous ne possédons encore que des notions incomplètes. Une potion de cette substance que nous ne possédions encore qu'à l'état de teinture, fut donc préparée avec une goutte de la première dilution dans 200 grammes d'eau, et une cuillerée en fut administrée par alternance avec *China* qui avait éliminé les épistaxis, d'heure et demie en heure et demie; ce qui fait que le même médicament était pris toutes les trois heures.

Dès le lendemain (30 août), 2° jour du traitement, 5° jour de l'éruption, l'action du *Solanum atr.* se révélait par la diminution de l'oppression, du délire, de l'agitation, de la dysphagie, de l'hémorrhagie rénale, — par la tuméfaction appréciable de la face, et le soulèvement de l'épiderme au niveau des pustules avortées de variole.

Le 31 août, — 3° jour du traitement, 6° jour de l'éruption, le gonflement de la face a considérablement augmenté, et les nombreuses pustules s'y emplissent de sérosité opaline. Plus discrètes aux extrémités inférieures où pourtant elles se dessinent plus nettement, les pustules se développent en nombre considérable le long des bras, des avant-bras, et aux mains, variables du reste en largeur, et encore de teinte livide. — Même médication. Doses à intervalles de deux heures.

Le 1er septembre, 4e jour du traitement, 7e de l'éruption, le gonflement de la face augmente de plus en plus, les pustules s'y remplissent de serum et ont perdu leur teinte hémorrhagique; celles des membres, des bras surtout et des mains se tendent manifestement de sérosité pour une partie d'entre elles, tandis que les autres montrent encore leur disque rougeâtre. — Depuis vingt-quatre heures déjà, les urines ont

1. Ce médicament se trouve à la pharmacie Depasse, rue Taitbout, 52.

complétement cessé de contenir du sang. — Même médication ; doses à intervalles de trois heures.

Le 2 septembre, 8e jour de l'éruption, 5e jour du traitement, la face a acquis son maximum de tuméfaction ; l'éruption variolique s'y montre presque partout confluente, et les pustules semblent arrivées à un maximum de tension qui, pourtant, n'égale pas complétement l'éruption normale. Aux membres, l'éruption se compose en partie de pustules bien développées, tandis que la masse des autres soulève à peine l'épiderme, mais a perdu de tous côtés sa teinte hémorrhagique. — Les ecchymôses conjonctivales ont disparu. — Depuis deux jours les urines ont cessé de contenir du sang ; — L'oppression et les accès d'orthopnée n'existent plus ; — mais le subdelirium, mêlé de carphologie et d'agitation, surtout la nuit, persiste, alternant constamment avec des intervalles plus longs de calme et de lucidité. — La déglutition est facile ; la sécheresse de la bouche et de la gorge, l'enduit noir de la langue et des lèvres ont complétement disparu. — Malgré ces signes favorables, la malade éprouve un grand affaissement ; — à deux reprises les urines ont été rendues sans qu'elle en ait conscience ; — il existe un ballonement marqué de l'abdomen. La fréquence du pouls a constamment accompagné la tuméfaction de la face, cependant sans redoublement vespertin ; mais depuis hier soir, le pouls s'est élevé en fréquence, et oscille entre 120 et 125. — En raison de ces divers phénomènes : ballonnement abdominal, émission involontaire des urines, persistance du subdelirium et de l'agitation nocturnes, nous nous décidons à suspendre provisoirement la médication adoptée, et à faire intervenir quelques doses d'*Hyosciamus*, et trois doses de ce médicament à la 6e dilution sont prescrites pour êtres prises à trois heures l'une de l'autre.

Sous l'influence de ce médicament, le ballonnement abdominal disparaît, et les urines cessent d'être rendues involontairement. — Nous traversons ainsi le 9e jour de l'éruption, et arrivons au 10e (6e et 7e du traitement), à travers un état de faiblesse, et d'agitation tremblante qui, malgré l'évolution déjà rétrogressive de l'éruption, laquelle va en s'affaissant complétement à la face, nous inspire de l'inquiétude sur le résultat final. Ce jour-là, 4 septembre, 10e de l'éruption, 7e du traitement, le pouls et à 132 pulsations. — Alors, jugeant que le moment est peut-être arrivé de laisser aux forces vitales leur libre essor, qu'une plus longue continuation des médicaments aurait probablement pour effet d'opprimer davantage, nous prescrivons *sacchar*... *Le soir*, nous apprenons que la journée a été meilleure; nous trouvons le subdelirium et l'agitation en décroissance, et le pouls tombé à 120. Résultat éphémère.

Nous prescrivons l'augmentation des doses de bouillon, de lait, et d'eau vineuse que la malade n'a jamais cessé de prendre par fractions sagement mesurées et distancées.

Le 5 septembre, — 11e jour de l'éruption, 8e du traitement, — nous apprenons que la nuit a été mauvaise, et marquée par une incessante agitation, du subdelirium, des accès d'orthopnée, des soubresauts tendineux le long des muscles de la colonne vertébrale. — La malade est moins mal vers le matin, avale toujours facilement, répond juste aux questions, bien qu'avec un accent d'exaltation, disant « qu'elle se sent très-faible, et qu'il lui faut des aliments plus réconfortants ». — Les urines sont redevenues volontaires, mais le pouls est remonté au-dessus de 120 pulsations par minute.

Le soir de ce jour, l'agitation augmente, et par moments se complique de mouvements qui ont quelque chose de convulsif. — Évidemment chez cette malade, les forces antérieurement dissipées par les pertes excessives de fluides, ne sont pas récupérées en proportion des besoins de l'organisme, et malgré les soins minutieux avec lesquels on veille à son alimentation, il n'est plus possible de dominer la décoordination des actions vitales. — Nous prescrivons trois doses de *Bella-*

donc 6e, à distance l'une de l'autre de quatre heures.

Le lendemain, 12e jour de l'éruption; 9e du traitement, nous apprenons que la nuit a été remplie d'accès d'agitation pendant lesquels la malade se soulevait, s'asseyait, où se jetait de côté avec violence. A cet état se mêlaient des hallucinations, des pressentiments sinistres... elle répétait que « sa dernière heure était venue, et qu'elle allait rejoindre sa sœur qui était morte », événement qui cependant lui avait été caché avec soin......

Vers le matin, elle est plus calme; mais la parole est difficile, embarrassée; la langue sort avec difficulté de la bouche. Les réponses sont obscures, l'intelligence se voile. — Cependant, la face s'est dégonflée, et la dessiccation s'opère partout avec rapidité. Mais, depuis deux jours, nous avons pu constater, avec les personnes de la famille, que pendant les accès d'agitation et d'angoisse, la malade porte presque constamment ses mains crispées sur son abdomen, quelquefois avec violence, comme si elle voulait l'arracher; — et dans les moments de lucidité, elle accuse de violentes douleurs dans l'intérieur du ventre. — Ces signes n'indiquent-ils point que, chez cette malade, de même que chez tant d'autres où les autopsies en ont donné la confirmation, l'éruption variolique s'était, dès le principe, rétrocédée sur la muqueuse intestinale, où, malgré le travail si important qui s'est ensuite développé à l'extérieur, elle a suivi ses phases évolutives, et que les vives douleurs qu'éprouve la malade sont dues au travail interne de l'éruption parvenue à sa période ulcéreuse, de même que l'agitation, les mouvements convulsiformes, l'énervement général, et la surexcitation cérébrale dont tout le système est ébranlé, n'en sont certainement que les effets réflexes?...

Dans l'intervalle de ces accès, l'abattement est considérable; elle avale avec difficulté ce qu'on lui offre. — Enfin, la malade s'affaise et meurt vers les trois heures de l'après-midi.

On peut conclure de cette observation que le *Solanum atro-*

sanguineum a provoqué l'énergique action évolutive qui s'est produite à la peau, et détruit durant les premiers jours les accidents qui existaient alors; — que nous aurions dû peut-être y revenir après *Hyosciamus* qui avait été utile, au lieu de donner ces quelques doses de *Belladone* qui n'ont servi à rien; — mais que malgré le travail considérable qui s'est développé à la peau, l'excitation occasionnée sur la muqueuse intestinale par le travail évolutif interne, joint aux causes d'éréthisme nerveux qui existaient à l'extérieur, fut la cause principale des phénomènes réflexes qui, vers la fin particulièrement, se produisirent sur les centres nerveux moteurs, entraînant avec eux l'insomnie persistante et la décoordination générale des forces. Cet état était d'autant plus grave que la somme des forces réagissantes avait reçu dès le principe une rude atteinte dans les formidables hémorrhagies (pituitaires, utérines et rénales) qui, de même que chez la sœur de la malade (morte le 4e jour de l'éruption variolique), s'étaient manifestées pendant les premiers jours de la maladie.

A côté de la question du choix spécial du médicament adopté au cas particulier, se place celle plus importante encore de l'opportunité de ce qui est à faire, c'est-à-dire de l'objet réel de l'indication la plus générale. Par exemple : le point capital à élucider est celui de savoir si, dans les quatre premiers jours de l'éruption variolique normale, il est opportun d'administrer invariablement chaque jour deux ou trois doses de *vaccinum*, ou de tout autre agent médicamenteux ; — si dans quelques cas particuliers, cette pratique au lieu de favoriser constamment l'évolution rapide des pustules, n'exposerait pas parfois à voir se produire l'effet contraire, et par conséquent, s'il ne serait pas plus sage, d'attendre le 4e ou le 5e jour de l'éruption pour faire intervenir une médication dont le but principal, lorsque d'ailleurs l'éruption suit sa marche régulière, est de s'opposer à la période de suppuration, et aux accidents secondaires. Dans cette dernière hypothèse, l'application du *Vaccinum*, du *Sarracenia*, *du Solanum atr, ou de tout autre médicament* dès le début de l'éruption, devrait être exclusivement réservé pour les cas où celle-ci affecterait une tendance manifeste à une marche anormale, et où les pustules, au lieu de se tendre graduellement et de prendre peu à peu leur teinte opaline, resteraient obstinément affaissées, ombiliquées et d'aspect violâtre.

On sait toute la gravité du pronostic dans ce dernier cas. Pendant mon internat dans les hôpitaux, j'ai vu constamment succomber les malades chez lesquels quatre ou cinq pustules de variole ou même de varioloïde prenaient une teinte violette et s'affaissaient.

Après la question des médicacaments à opposer à la variole dans ses prodrômes, sa forme, son évolution normale ou anormale et ses complications, se présente celle des conditions hygiéniques dans lesquelles on doit placer les malades. Chacun les connaît; je ne m'y arrêterai pas. Mais, je signalerai en passant l'action extraordinaire de *l'obscurité*. — La soustraction des malades à l'action de la lumière solaire, aurait sur l'évolution de la maladie une influence dont l'effet immédiat se résoudrait dans l'arrêt même de la marche de l'éruption, sans métastase ni complications. — Je ne puis aujourd'hui que signaler ce fait général. Nos confrères estimés, les docteurs Patin et Cherbonnier, nous ont promis des observations. En attendant leurs mémoires, qu'il me soit permis d'anticiper sur les faits, en disant que sur 107 cas de variole dont 14 de variole noire hémorrhagique, le docteur Cherbonnier n'a pas perdu un seul malade! —Le même moyen, l'*obscurité* appliquée à six cas de scarlatine, a été suivi du même succès.

Avant de citer quelques cas pratiques heureusement traités par *Vaccinum*, je ne puis passer outre sur le terrain de la pathologie générale sans dire un mot de la grosse question de la *syphilis vaccinale*.

Les discussions dont les Académies ont depuis plusieurs années retenti à propos de la dénonciation de cas incontestables de *Syphilis vaccinale*, prouvent quel soin il faut apporter non-seulement au choix du vaccin, mais encore à son extraction de la pustule vaccinale. — Ainsi, aux cas cités de syphilis vaccinale, il a été fait une objection qui mérite d'être prise en sérieuse considération; — c'est que le vaccin de provenance suspecte aurait été recueilli mêlé à la sérosité du sang. — Il y a donc là pour l'expérience tout un champ nouveau à explorer, si les accidents tertiaires, si la diathèse syphilitique peuvent se transmettre par la sérosité du sang, il est *à priori* permis de comprendre les diathèses scrofuleuse et herpétique dans le même sort fatal... Ainsi s'expliqueraient une foule d'états pathologiques dont la cause semblait échapper à toute interprétation : j'en citerai un exemple récent.

Une petite fille de 6 ans, Lise Pah..., de parents parfaitement purs à plusieurs générations de toute tache herpétique, fut vaccinée aux deux bras, le 10 mai 1870, à Genève. Des pustules qui se développèrent, une seule revêtit sa forme normale, et les autres au nombre de deux, continuèrent à s'élargir à leur base suintante, et bientôt se couvrirent de grandes squammes absolument semblables à celles de l'eczéma impétigineux. L'une avait trois centimètres et demi, l'autre quatre centimètres et demie de diamètre. Dix jours plus tard, le 20 mai, cette jeune fille s'étant heurté le genou droit contre un corps dur, sans produire d'autre lésion qu'une légère érosion épidermique, bientôt cette surface se mit à suinter, à s'étendre, et à se recouvrir à son tour d'une vaste plaque impétigineuse d'un gris jaunâtre. *Hepar sulph.* 30, puis *Calcarea carb.* 30, eurent promptement raison de cette manifestation herpétique. — Que conclure d'un tel fait? — Il est véritablement difficile de ne pas incliner à croire que la sérosité d'un sang étranger mêlé au vaccin, sinon le vaccin lui-même, ait été le véhicule de transmission de l'état pathologique qui vint se produire. L'analogie permet de le supposer. Aucun médecin n'ignore aujourd'hui que la cohabitation d'une personne parfaitement saine avec une autre portant sur son système cutané des manifestations herpétiques, a pour résultat d'entacher peu à peu la première d'affections analogues. On a vu dans ces dernières années le simple érythème noueux des jambes se transmettre de la sorte. Pour ma part, j'ai vu tant de fois des enfants issus de parents parfaitement sains contracter des affections herpétiques et scrofuleuses, malgré les soins les mieux entendus, que je n'ai pas hésité à en accuser sinon le vaccin, du moins la vaccine, si, comme il est rationnel de le supposer, c'est la sérosité du sang de l'enfant duquel provient le vaccin qui est le milieu de transfert du mal originel qu'il porte en lui. Cette double propriété du fluide vaccinal de transmettre à la fois deux modes pathologiques différents, rentre dans les faits supérieurs de la dynamique vivante.

(*La suite prochainement.*)

LISTE DES SOUSCRIPTIONS

Recueillies pour la fondation d'un Hôpital homœopathique des Enfants.

RECTIFICATION. — A la page 381 du N° 9 de la *Bibliothèque*, lire :

M. le Dr de Moor (d'Alost). . . . . 100 fr.
Mme V. de Witte (d'Alost). 50
V. de Witte (d'Alost). 50

M. Laperlier (ancien officier supérieur de l'armée; officier de la Légion d'honneur, à Alger) 20

BIBLIOTHÈQUE HOMŒOPATHIQUE

OCTOBRE 1871

MORT DE M. LE DOCTEUR HUREAU

DISCOURS PRONONCÉ SUR SA TOMBE, PAR M. LE DOCTEUR LEBOUCHER

Messieurs,

Le confrère que nous conduisons aujourd'hui à sa dernière demeure étudiait déjà la médecine quand le soldat de génie faisait jaillir tant de gloire du sang français.

Ce fut l'occasion, pour notre regretté confrère, de faire l'essai des rudes labeurs de la médecine.

Tout ce qui était jeune, valide, tout ce qui possédait science ou talent utile à la guerre, tout était rapidement enrôlé pour être envoyé aux champs de bataille. A l'âge de dix-sept ans, il partit avec le titre de chirurgien aide-major. Il fit la campagne d'Espagne en 1813. Il avait alors dix-neuf ans.

Quoique bien jeune, il avait déjà des opinions politiques et, pour ne pas servir sous les Bourbons, il donna sa démission en 1815.

Il s'occupa de prendre le grade de docteur et, peu après, il ouvrit un cours d'accouchements pour les étudiants en médecine, et devint lui-même un accoucheur en renom par son habileté comme par sa douceur.

Il fut longtemps chirurgien de la garde nationale après la révolution de 1830; et il reçut la croix de Juillet en récompense des soins qu'il avait donnés aux blessés des trois journées.

A cette époque, l'illustre Broussais était encore l'oracle et le législateur de l'école de médecine. Notre confrère fut un de ses plus ardents disciples. Il en suivait fidèlement toutes les doctrines, dans sa clientèle de la ville comme au bureau de bienfaisance de l'ancien 6e arrondissement, dont il avait été nommé l'un des médecins.

Convaincu que si la médecine n'est pas un sacerdoce, comme on s'est plu trop souvent à le répéter, elle est une fonction d'honneur, de dévouement et de responsabilité, il prit à cœur de remplir dignement sa mission.

De bonne heure il prit l'habitude d'utiliser pour son instruction tous les moments que pouvaient lui laisser libres les exigences d'une nombreuse clientèle.

C'est alors qu'il se mît à étudier l'homœopathie.

Jusque-là c'était pour lui, seulement ce qu'en disait sa rivale; l'école officielle, comme on dit encore, c'était un charlatanisme de plus.

Mais notre confrère était un esprit trop supérieur pour se laisser longtemps égarer. Pour juger, il faut connaître; il étudia. Bientôt il devint, comme tous ceux qui ont bien voulu l'imiter, un véritable, un consciencieux homœopathe.

Comme, plus tard, son ancien maître Broussais, il reconnut que cette dernière venue dans la science ne méritait à ce point toute la haine et les profonds dédains de ce temps.

Nos confrères savent quelle récompense en retira M. Hureau. Une hostilité mesquine, des dénonciations à l'autorité; c'était un des grands moyens d'alors. On l'accusait du crime d'homœopathie. Celle-ci en effet, peu flatteuse, guérissait les malades que sa rivale indignée laissait souffrir.

Notre regretté confrère fit ensuite partie des sociétés médicales que l'homœopathie grandissante osait fonder malgré les récriminations.

La mort vient de nous enlever notre président honoraire de la Société Hahnemannienne fédérative.

Messieurs, je ne vous ai entretenus jusqu'ici que du médecin; je ne vous ai rien dit du confrère, de l'ami sûr, de l'homme de cœur. C'est que vous l'avez tous connu, fréquenté, apprécié, que je n'aurais rien à vous apprendre que chacun de vous ne pense en de meilleurs termes.

Pour vous et pour moi, je ne puis plus que dire tristement : adieu, cher regretté confrère, adieu.

VINGT-HUITIÈME ANNIVERSAIRE

DE L'INSTITUT HOMŒOPATIQUE AMÉRICAIN

(Suite)

QUATRIÈME JOURNÉE (*suite*)

Le Dr Pemberton Dudley, de Philadelphie, présente les *résolutions* suivantes relatives à la convocation d'un CONGRÈS HOMŒOPATHIQUE INTERNATIONAL :

A l'Institut américain d'homœopathie, les soussignés, membres de l'Institut, proposent l'adoption de ce qui suit :

« *Attendu* que, dans le but d'assurer la plus rapide extension possible à nos doctrines, il est désirable de faire usage de toutes les circonstances propres à cultiver la plus grande cordialité des sentiments de confraternité, et à entretenir, parmi les membres de la profession, dans toutes les parties du monde, une harmonie complète sur plusieurs sujets importants, en rapport avec la médecine ;

« *Attendu* qu'un des meilleurs moyens d'assurer cette unité de sentiments et ce concert d'actions consiste dans une convocation des médecins à une amicale discussion ;

« *Attendu* la rareté des occasions de réunion pour les médecins homœopathes d'Europe et d'Amérique, et *considérant* que la *célébration* du *Centenaire* à Philadelphie, en 1876, sera un motif opportun ;

« *Résolvons* qu'un comité soit désigné pour étudier le sujet du *Congrès homœopathique international* proposé, et rapporter le résultat de son enquête à la prochaine réunion de l'Institut.

Signé : Constantin Hering (Philadelphie), Carroll Dunham (New-York), R.-M. Clatchey (Philadelphie), W. Tod Helmuth (New-York), Bushrod W. James (Philadelphie), J. T. Talbot (Boston), W.-M. Williamson (Philadelphie), T. F. Allen (New-York), Tullio S. Verdi (Washington), R. Ludlam (Chicago), Pemberton Dudley (Philadelphie), E.-M. Kellog (New-York), Henri N. Guernsey (Philadelphie), Henri N. Smith (New-York), S.-R. Beckwith (Cincinnati), T.-C. Duncan (Chicago).

Le préambule et les résolutions sont unanimement adoptés, et les signataires constituent le comité proposé par la motion.

Le Dr J.-C. Burgher, de Pittsburg, propose que le nom du D Thomas Hervitt soit rayé de la liste des membres. Il rapporte que le Dr Hervitt subit en ce moment la peine de la prison au Western Penitentiery, pour avoir commis un avortement criminel. — Adopté.

Le Dr Ludlam, secrétaire, lit une communication du Dr S. B. Barlow, de New-York, le *nécrologue* de l'Institut, établissant qu'à grand'peine l'auteur a préparé les détails biographiques et les portraits des médecins homœopathes éminents, non membres de l'Institut, et qu'il désirait savoir si le travail pourrait être publié avec les comptes-rendus de l'Institut.

La proposition fut faite et acceptée que les pouvoirs discrétionnaires soient, en ce sujet, accordés au secrétaire.

Le Comité d'audition rapporte qu'il a examiné les comptes du trésorier et qu'il les a trouvés exacts. Le rapport des auditeurs est adopté.

On annonce que les 99 postulants au titre de membres ont été admis, à la recommandation du Conseil des censeurs.

Le Dr Bushrod W. James propose des remerciements relatifs à la réception des membres, aux autorités et aux particuliers de Philadelphie, et le Dr Duncan, du BUREAU d'ORGA-

NISATION D'ENREGISTREMENT ET DE STATISTIQUE, fait le rapport complet des actes du Comité auquel avait été recommandé l'élaboration de plusieurs amendements à la constitution et aux réglements. Une partie de ce rapport comprenait une proposition de réorganisation de l'Institut sur les bases d'un corps de délégation ; cette partie donna naissance à une grande discussion, et fut enfin abandonnée.

Le Dr Carrol Dunham présente alors une série de résolutions manifestant l'expression formelle des regrets causés à l'Institut par la mort du Dr W. Williamson : l'adoption en fut unanime.

Puis le Dr Dunham lit le rapport du COMITÉ DE CORRESPONDANCE ÉTRANGÈRE, contenant l'annexe du meeting du *Congrès homœopathique anglais*, à Oxfort, en septembre prochain (1).

Le Dr Dunham fait aussi un court rapport des travaux du COMITÉ DU FORMULAIRE HOMOEOPATHIQUE, et, en montrant les progrès faits pendant cette année, il donne la promesse que cet ouvrage important sera bientôt terminé. Le rapport établit aussi, qu'en vertu des pouvoirs accordés au Comité, la section de Chicago va s'adjoindre deux membres, les Drs Constantin Hering et M. Clatchey, à Philadelphie, qui ont accepté d'en faire partie.

Les rapports sont acceptés et renvoyés au Comité de publication.

Le Dr Ludlam propose d'ajouter les mots : « et des maladies des femmes et des enfants, » au titre *Bureau d'obstétrique.* » Adopté

Le président, Dr D.-H. Beckwith annonce la constitution des BUREAUX ET COMITÉS POUR L'ANNÉE PROCHAINE :

1. *Bureau de médecine clinique* (9 membres).
2. *Bureau de matière médicale, de pharmacie* et *d'expérimentations* (10 membres).

(1) Nous rendrons compte de ce congrès dans notre prochain numéro.

3. *Bureau d'obstétrique et des maladies des femmes* et *des enfants* (9 membres).

4. *Bureau de chirurgie* (9 membres).

5. *Bureau d'anatomie, de physiologie* et *d'hygiène* (17 membres.)

6. *Bureau d'organisation, d'enregistrement* et *de statistique* (9 membres).

7. *Bureau de médecine psychologique* (9 membres).

8. *Bureau de littérature médicale* (5 membres).

9. *Bureau d'opthalmologie* (5 membres).

10. *Comité de correspondance étrangère* (7 membres).

11. *Comité des colléges* (6 membres).

12. *Comité de formulaire homœopathique* (8 membres).

13. *Comité de législation* (5 membres).

14. *Comité d'organisation de la prochaine session* : le Dr T.-S. Verdi, président, avec pouvoir de constituer le comité.

La proposition fut alors adoptée par l'Institut, de s'ajourner à Washington, le 22 mai 1872, — ce qui termina la session.

Nouveaux membres élus pendant la session : (1)

John S. Pforets, de Wilkesbarre, (Pensylv.).
E. Darwin Jones, d'Albany, (N.-Y.).
E. H. Philipps, de Cape May (New-Jersey).
Franck L. Vincent, de Troy (N.-N.).
Norton C. Ricardo, de Passaic (N.-J.).
David D. Stoufler, de Chambersburg (Pensylv.).
Richard Lewis, de Philadelphie.
Matthew Mc Collum, de Port-Chester (N.-Y.).
Ch. H. William Von Tagen, d'Harrisburg (Pensylv.).
W. H. Wentworth, de Pittsfield (Massach.).
Th. C. Willliams, de Philadelphie.
Emory R. Tuller, de Vineland (N.-J.).
T. Hart Smith, de Philadelphie.

(1) Nous en donnons la liste, malgré sa longueur, pour qu'on se fasse idée des progrès de l'Homœopathie aux États-Unis.

J. E. Stiles, de Lambertville (N.-J.).
Aug. B. Southwick, de Romo (N.-Y.).
Joseph Shreve, d'Haddonfield (N.-J.)
Boiwman H. Shivers, d' Haddonfield.
J. S. Shepherd, de Petaluma (Cal.).
Rufus Sargent, de Philadelphie.
Henry G. Preston, d'Albany (N-Y.).
J.-A. Moke, de Windsor (N.-J.).
Mahlon Preston, de Norristorvn (Pens.).
Otto B. Poppe, de Crown-Point (Ind.).
H. Powell, de New-York.
R.-P. Mercer, de Chester (Pens.).
C.-S.-F. Pfeiffer, de Camden (N.-J.)
O.-J. Park, de N. Clatham (N.-Y.).
G.-W. Parker, de Philadelphie.
W.-H. Neville, de Philadelphie.
Caleb S. Middletown, de Philadelphie.
Harrisson V. Miller, de Syracuse (N.-Y).
W.-H. Molin, de Philadelphie.
Const. H. Martin, d'Allentown (Pens.).
W.-L. Nansfield, d'Emporia (Kansas).
H.-N. Lewis, de Chester (Pens.).
W.-K. Knowles, de Plainfield (N.-J.).
Nicholas W. Kneals, de Baltimore (Maryland).
Ch. Karsner, de Germantown (Pens.).
Julian H. Jones, de Bradfort (Rimont).
Jacob Jozard, de Glassboro (N.-J.).
Henry Hutchins, de Batavia (N-Y.).
Nelson Hunting, d'Albany (N-Y.)
W.-F. Hathaway, de Boston.
James F. Hardy, de Baltimore.
Albert Hammond, de Clear Spring (Maryl.).
G.-H. Hackett, à Fichtburg (Massach.).
Albert E. Higbée, de Red-Wing (Minnesota).

Chester H. Higbée, de Saint-Paul (Minn.).
John C. Greenleaf d'Oswago (N-Y.).
W.-C. Gocdno, de Philadelphie.
Richard Gardiner, J. de Glowcester (N.-J.).
E.-W. Garbereich, de Mechanicsburg (Pens.).
Benj.-J. Grant, de Bath (N.-Y.).
Hiram R. Fetterhoff, de Neuville (Pens.).
Walter F. Edmunson, de Baltimore.
Ch.-B. Dreher, de Tamaqua (Pens.).
Olin-N. Drake, d'Ellrwoth (Maine).
Jason-W. Drake, de Dover (New.-Hampshire).
Eug.-B. Eushing, de Lynn (Massach).
Maurice-J. Chase, de Galesburg (Illinois).
Ryner-B. Covert, de Genera (N.-Y.)
H.-P. Cole, de Chicago (Illinois).
Char.-H. Church, de New-York.
G.-H. Cox, de Philadelphie.
J.-N. Cadmus, d'Hammondsport (N.-Y.).
Nelson N. Child, d'Ogdensburg (N.-Y.).
Edvrard-P. Colly, de Nalden (Massach.).
Stephen-H. Carroll, d'Albany (N.-Y.).
Herbert.-C. Bradfort, de Lewiston (Maine).
Ch.-F. Burgaman, de Pottstown (Pens.).
Oscar-M. Bingham, d'Extontown (N.-J.)
E.-C. Beckwith, de Zanesville (Ohio).
Aaron Baldwin, de Clereland (Ohio).
D.-P. Baker, de Corentry (Rhodes-Island).
William-J. Bryan, de Corning (N.-Y.)
Chas.-A. Bacon, de New-York-City.
W.-J. Andrews, de Newark (N.-J.).
Miron-H. Adams, de Palmyra (N.-Y).
Samuel-E. Allen, de Trenton (N.-J).
Richard-C. Allen, de Philadelphie.
Henry-F. Aten, de Brooklyn (N.Y.).

Calvin-B. Knerr, de Philadelphie.
Benj.-P. Brown, de Cleveland (Ohio).
James-L. Scott, de Coatesville (Pens.).
W. Edeesley Davis, de Philadelphie.
Smith Armor, de Columbia (Pens.).
John-N. Curtis, de Wilmington (Delaware).
Ch-B. Foger, d'Harrisburg (Pens.).
S.-R. Dubs, de Philadeldhie.
D.-L. Dreibelbis, de Reading (Pens.)
J.-G. Streets, de Bridgeton (N.-J.).
Alonzo-P. Bowie, d'Uniontown (Pens.).
Merey-B. Jakson, de Boston.
Harriett.-S. French, de Philadelphie.
Harriett.-J. Sartain, de Philadelphie.
Sarah-B. Pettingill, de Philadelphie.
J.-R. Tantum, de Wilmington (Delavarre).
Wm. Thomas, de Wilmington (Delavarre).
Horace-C. Clapp, de Boston.
Total : 99.

Les Réjouissances.

Les médecins de la Pensylvanie et de Philadelphie, qui s'étaient unis pour inviter l'Institut à tenir sa session à Philadelphie, se préparèrent à recevoir, avec tous les honneurs, l'Association nationale, et ils réussirent le plus complétement à venir à bout de leur entreprise. Grâce à leurs efforts infatigables et à la constante surveillance du Comité d'arrangements, il ne manqua rien au programme, et chaque chose fut réussie au gré de leurs désirs, c'est-à-dire, à assurer aux hôtes le comfort et l'agrément. Les réjouissances furent inaugurées par la *Réunion préliminaire* chez le Dr Hering, où tous semblèrent s'abandonner au plaisir de la circonstance et passèrent une soirée délicieuse.

L'excursion sur le Delaware.

Le mardi, à quatre heures du soir, les membres de l'Institut, avec leurs dames, et un certain nombre d'invités, se réunirent au Chantier de Marine, pour répondre à l'invitation aimable du Comodore Emmons, de faire une excursion sur le cours paisible du noble Delaware.

L'élégant steamer des États-Unis, la *Pinta,* commandé, à cette occasion, par le pilote du gouvernement, Benjamin-H. Chadwick, fut mis à la disposition des hôtes, et sous la direction du général E.-M. Gregrory, du capitaine Piercebrosby, et du lieutenant-commandant White, la société s'embarqua et le départ s'effectua avec trois hurrahs cordieux pour le Commodore. Un très-délicieux voyage fut fait jusqu'à Red-Bank-Light, où la *Pinta* vira de bord, et sa cargaison vivante, de près de cinq cents personnes, débarqua pour visiter le fort Mifflin. Le fort paraissait en excellent ordre et quelques gros canons étaient en position. A l'entrée de l'enceinte est une pancarte en grosses lettres : « Les visiteurs ne sont pas admis, » mais pour imprenable que peut être le fort en d'autres occasions, il fut capturé cette fois-ci et envahie par les dames et les gentlemans de la société homœopathique. Après une visite étendue autour des fortifications, le sifflet avertit les inspecteurs-amateurs de revenir sur leurs pas, et le voyage de retour commença à six heures et quart, en rasant le rivage, dans le but de jouir de la vue de Leagio-Island.

Cette agréable excursion se termina à sept heures et quart, au quai Chestnut-Street, et la société, après avoir soupé à la hâte, alla ouïr à l'Académie l'Adresse annuelle et le poëme.

A la salle de l'Indépendance.

Le mercredi matin, à neuf heures, suivant le programme, le Comité d'arrangements visita, avec les membres de l'Institut et leurs dames, la salle de l'Indépendance. Les souvenirs divers de la lutte glorieuse, soutenue en faveur de la nationalité américaine, furent examinés et admirés. On eut bien à regretter que, grâce à des engagements de caractère public, son honneur, Mayor Fosc, ne pût être présent, et que l'adresse promise ne pût, par conséquent, avoir sujet d'être lue.

La Promenade à Fairmount-Park.

A quatre heures du soir, ce même mercredi, une joyeuse compagnie de dames et de gentlemans s'assembla au parloir du Continental-Hôtel, en attendant l'arrivée des voitures demandées pour faire une promenade dans le fameux parc de Philadelphie. Celles-ci ne tardèrent pas longtemps, et bientôt landaus et clarences, au nombre de plus de cent, firent leur apparition ; aussitôt toute la compagnie roulait dans les rues élégantes sur le chemin de Fairmount. Tout en admirant les scènes pittoresques qui s'offraient de tous les côtés aux regards, on atteignit bientôt George's-Hill, où les invités mirent pied à terre et parurent se plaire beaucoup de la vue splendide qu'on a de ce point. Puis les voitures furent reprises ; et Chamouni, Belmont et autres sites agréables furent visités chemin faisant, et la société revint vers sept heures au Continental-Hôtel.

La grande réception, faite en l'honneur de l'Institut par la Société médicale homœopathique de Pensylvanie, se tint, le mercredi soir, à Musical-Fund-Hall.

Vers huit heures, malgré la pluie qui se mit à tomber, les invités commencérent à arriver, et, à neuf heures, un grand nombre des dames et des gentlemans étaient réunis. L'orchestre complet de Carl Sentz était présent, et exécuta les meilleurs morceaux, pendant qu'un excellent quatuor de voix mâles ajoutait sa quote-part à ces agréments. Après quelques moments de promenade et d'échanges amicaux, le Dr J.-C. Burghers, de Pittsburg, fit au nom du comité d'organisation, une petite allocution à laquelle répondit brièvement le Dr D. Holt, de Lowell.

Puis le Dr Burgher invita avec humour l'assemblée à se récréer, et, de même que les *rappels à l'ordre* avaient été le trait de la journée, il appela le *désordre* à présider à cette joyeuse soirée. Le docteur terminait à peine son exorde, quand les accents entraînants de la musique appelèrent les adeptes de Terpsichore, et les réjouissances commencèrent.

Une abondante provision de rafraîchissements fut servie au buffet, et les invités en firent bonne justice; puis la société se dispersa à une heure avancée, ayant abondamment prouvé que, si les docteurs sont habituellement graves, ils peuvent à l'occasion être de gais convives. Tout se passa de la plus agréable manière, et la société médicale Homœopathique de Pensylvanie eut l'agrément de voir que sa « Réception » fût un succès sous tous les rapports.

Le banquet, donné aux membres de l'Institut par les médecins de Philadelphie, se fit, le jeudi soir, au Continental-Hotel. Servi dans le meilleur style de cet établissement fameux; il fut partagé très-joyeusement par les quatre cents invités dames et gentlemans.

Au début du dîner, le Dr H.-V. Guernsey, président du Comité exécutif d'organisation, en quelques paroles bien senties, offrit le banquet à l'Institut au nom de ses confrères de Philadelphie; le Dr Buknith lui répondit pour la Société par les remerciements mérités par cet accueil, et, à la fin du repas, nombre de toasts, sous la direction du Dr O.-B. Gause, le *toast master*, furent proposés et suscitèrent leurs réponses.

1° « A la mémoire de nos confrères qui ont cessé de travailler et sont entrés dans le repos. » — Reçu en se levant et en silence.

2° « Au président des États-Unis. » La réplique fut donnée par S. Hon. William D. Kelley, qui paya un juste tribut à l'office et à celui qui le remplit.

3° « Au triple bien qui nous unit : *In certis unitas, in dubiis libertas, in omnibus charitas.* » Dans une éloquente improvisation, le Dr Carroll Dunham évoqua la grandeur des sentiments qui, par ces mots, faisaient appel à tous les hommes, et plus spécialement aux homœopathes.

4° « A la propagation de l'Homœopathie. » Le Dr Wm. H. Watson, démontra, en réponse, d'une manière expressive le fait que l'Homœopathie, du germe implanté par Gram, il y a un demi-siècle, a crû jusqu'à devenir une grande et utile puissance dans le pays.

5° « A la presse quotidienne. Le grand éducateur du XIXe siècle. » — Thomas M. Coleman, du *Public ledger*, se charge de la réplique dans un speech plein d'humour.

6° « A notre littérature médicale. » Le Dr L.-T. Talbot présenta, comme point de comparaison, une petite brochure, publiée par Gram, en 1825, aux premiers pas de la littérature homœopathique et le splendide volume de Granvogl. Il rappela la mémoire de ceux qui ont travaillé à créer cette littérature, en faisant mention particulière du Dr John. F. Gray, ici présent, et d'Hering, dont il regrette l'absence : « Notre littérature, dit-il, est le pouls qui nous fait juger l'état de santé de notre école. »

7° « Aux progrès et à la réforme. » — Réponse fut faite, par S. Hon. James Pollock, directeur de la Monnaie, dont l'allocution brillante fit la part des droits des femmes, comme appartenant au progrès et à la réforme de notre époque.

8° « Aux associations médicales, — les agences les plus agréables de dissémination des vérités médicales. » — Le Dr Henry D. Paine, dont le speech fut un des succès de la soirée, expliqua facétieusement sa position embarrassée. Il devait répondre, en principe, au toast sur « la propagation de l'Homœopathie, » mais le Dr Watson ayant pris sa place, perplexe était sa situation. Ce qui n'empêche qui s'en tira fort spirituellement, et au grand plaisir de tous.

9° « A nos collègues médicaux. » — Réplique faite par le Dr S.-R. Beckwith, qui fit l'éloge de nos institutions scolaires et nous exhorte à les soutenir.

10° « A notre *alma mater*. » — Le Dr W. Tod Helmuth y fit raison dans une charmante improvisation en vers, que nous regrettons, faute d'espace, de ne pouvoir donner.

11° « Aux fondateurs de l'Institut. » — Répondu par le Dr Gray, un des vétérans de l'homœopathie américaine : « Les fondateurs désirent que je vous exprime leurs remerciements pour votre courtoisie, et, en leur nom, comme au mien, je vous rends grâce, du fond du cœur, des gracieux et sympathiques égards que vous nous avez témoignés pendant cette session. Vous nous forcez à jeter en arrière un regard d'orgueilleux plaisir sur cette brillante époque de notre plus jeune temps où nous créâmes cette Institution; vous nous donnez, par les plus encourageants et les plus évidents témoignages, le sentiment que nos premiers efforts ne sont pas restés sans fruits, que nous n'avons pas vécu tout à fait en vain. Les veillards se trouvent heureux des applaudissements des jeunes; l'amour et le respect de ceux qui lui succéderont sont la seule source des jouissances défaillantes de la sénilité. En vous retournant, votre salut affectueux, je vous dis, au nom de vos prédécesseurs, que nous sommes fiers de vous. Cette session nous a rempli de joie. Les rapports de vos bureaux de matière médicale, d'obstétrique et de chirurgie nous affiment que la cause se soutiendra bravement sans autre aide de nous, et que nous pouvons partir en paix avec votre bénédiction et votre amour. »

Le président lut alors un télégramme du Dr Cote, de Pittsbourg, renfermant son souhait : « Aux patrons de l'Homœopathie qui, par leur intelligence et l'éducation, ont noblement aidé ses praticiens en élevant la science. »

Puis l'assemblée se sépara, après minuit, complétement satisfaite de sa soirée.

Comme appendice à la session de l'Institut, nous dirons quelques mots de deux réunions, dont les sessions accompagnent les siennes.

I. Association éditoriale Homœopathique américaine.

Les membres de cette association s'unirent pour déjeuner, le jeudi matin, à huit heures, à l'éditeur du *Hahnemannien Monthly;* après quoi la session se tint sous la présidence du Dr J. C. Talbot.

Étaient présents : J.-C. Talbot, de Boston, Wm. Tord. Helmuth, de New-York, pour le *New-England Médicale Gazette;* Dr Ludlam, de Chicago, pour le *United-States, Médical and Surgical journal;* S. Lilienthal, de New-York, pour le *Nort-Américain; Journal of Homœopathie;* T. Duncan, de Chicago, pour le *Médical investigator ;* T.-P. Wilson, de Clerrland, pour le *Ohio Médical and Surgical; reporter* Bushord W. James, de Philadelphie, pour le *American observer;* C.-B. Kwerr, Philadelphie, pour le *Américan journal of Homœopathie Materia Medica*; R. Meclatchez, pour le *Hahnemannien Monthly* ; MM. Bœrike Capel, éditeur.

Après une courte allocution du Dr Duncan, et le vote d'une résolution, tendant à aider « le dévoloppement de *toutes* les branches des sciences médicales, » l'Association s'entretint de divers autres sujets, et procéda ensuite à l'élection de son bureau pour l'année suivante.

Ont été nommés : président, le Dr Talbot; secrétaire, le Dr Mc. Clatchey ; censeurs, Les Dr T. Duncan et J. Dr Helmuth, M. C. Clatchey ; — le Dr Lilienthal fut délégué à représenter l'Association au prochain meeting de l'Institut.

II. ASSOCIATION AMÉRICAINE DES PHARMACIENS HOMŒOPATHES

Le meeting se tint le mercredi, 9 juin, à la pharmacie de F.-E. Bœricke. Étaient présents : J.-T.-S. et H.-M. Smith, de New-York, A.-H. Worthington, de Cincinnati ; F.-T. Bœrike, de Philadelphie et A.-F. Tafel, de New-York.

Le rapport du trésorier lu et accepté, les membres, en l'absence de travaux spéciaux, bornèrent leur session à une conversation, à l'issue de laquelle il s'ajournèrent, à deux ans chez le président. — Le bureau fut élu : président, A.-H. Worthington ; secrétaire, H.-M. Smith ; trésorier, F.-E. Bœrieke.

SUR LA VARIOLE

(Suite)

Première observation. — Variole partiellement confluente.

Pintre, bottier, âgé de trente ans, rue de la Baroulière, n° 18, allait souvent chez son beau-frère qui fut pendant un mois malade d'une variole discrète. Sous cette influence, il fut pris lui-même de *variole confluente*, et, malgré l'intensité et la gravité des accidents, la maladie ne dura que douze à quinze jours, y comprise la période des phénomènes prodromiques.

Premier jour de l'éruption, 11 décembre 1869 : éruption commençante, nombreuse, qui, hier soir, commençait à se montrer, à la suite de quatre jours de fièvre intense, et accompagnée de délire chaque jour, à l'approche de la nuit.

Aujourd'hui, la fièvre persiste, avec courbature générale, vives douleurs à la région lombaire, céphalalgie violente, toux sèche, fréquente, accompagnée de secousses douloureuses à la tête, oppression, soif vive, langue recouverte d'un enduit blanc-jaunâtre épais.

J'ordonne, *Aconit* 6e, de deux en deux heures.

2e *jour*. L'éruption se développe normalement, et la fièvre tombe vers la fin du jour.

Aconit 6e, de quatre en quatre heures.

3e *jour*. Pustules varioliques extrêmement nombreuses dans toutes les parties du corps, et *confluentes en plusieurs points, à la face et aux mains*. Déjà, elles commencent à blanchir, et à se tendre de sérosité, se détachant nettement au centre d'une auréole rouge. Quelques-unes seulement, moins tendues, aplaties, affectent la forme ombiliquée. La face se tuméfie. Mais la fièvre, la céphalalgie, la douleur lombaire et la toux sèche ont cessé complètement; et la soif a diminué.

Je prescris *vaccinium* 6e, quatre fois en vingt-quatre heures.

4e *jour de l'éruption*. Les pustules blanchissent et se tendent de plus en plus. La face devient énorme, les mains se gonflent. Cette nuit, le malade a eu du délire avec beaucoup d'agitation. — On alternera deux doses de *Bellad* 6, avec deux doses de *vaccinium*.

5e *jour*. Le délire n'a pas reparu. — Même traitement qu'hier.

6e *jour*. Quelques pustules commencent à roussir à la face, et la tuméfaction diminue.

7e *jour de l'éruption*. Un grand nombre de pustules brunissent et se dessèchent à la face, dont la tuméfaction diminue rapidement. Nuls symptômes particuliers. Il demande des aliments avec instance ; et l'alimentation, bornée jusque-là à des bouillons, est augmentée.

Vaccinium 6e, deux doses par jour, afin de continuer à neutraliser la tendance à la suppuration.

10e *jour de l'éruption*. Dessiccation générale et rapide. Prurit intense à la peau. Les croûtes de la face ont déja presque disparu. Aux mains et par le corps, les pustules rousses, affaissées, se dessèchent, et leur exfoliation paraît prochaine. Absence de symptômes, sommeil parfait ; appétit très-vif. — J'ordonne encore *vaccinium* pour trois matinées.

Deuxième observation. — Variole partiellement confluente, comme dans le cas précédent.

Mademoiselle B..., âgée de vingt ans, demeurant rue de Turin, 38, après trois jours de fièvre violente (les 6, 7 et 8 mai 1870), et accompagnée de céphalalgie frontale extrêmement vive, de douleurs dans la région lombo-sacrée, d'anorexie complète, etc. ; voit, le 9 mai, apparaître sur la poitrine, et non au visage, une fine éruption pustuleuse, qui, les deux jours suivants, gagne la face et se généralise, en se caractérisant nettement sous la forme variolique.

3e *jour de l'éruption* (12 mai). — Ce jour-là, seulement, je suis appelé. Fait exceptionnel, *la fièvre persiste*, de concert avec une très-violente céphalalgie frontale, des envies de vomir, de l'inappétence, de la soif, épais enduit saburral sur la langue. Les pustules se généralisent, nettement caractérisées, les unes coniques, d'autres ombiliquées, et *la face se tuméfie*. — J'ordonne *Aconit*, 6e dil, et *vaccinium* 6e, de chacun, une goutte par potion de 150 grammes d'eau distillée, — *à prendre alternativement six fois en tout par vingt-quatre heures*, par intervalles également distancés, quand la malade ne dormira pas.

4e *jour de l'éruption*. — (2e du traitement). Les pustules se tendent et s'emplissent d'un liquide opalin, confluentes en trois points de la face, chacune de l'étendue en diamètre d'une pièce d'argent de 5 francs. *La face se tuméfie considérablement.* — La fréquence du pouls, la céphalalgie frontale, la soif, le dégoût absolu des aliments persistent. — *Même médication.*

5e *jour de l'éruption.* — (3e du traitement). Chûte complète de la fièvre et de la céphalalgie. *La face et les mains sont entièrement tuméfiées.* Cependant, près de l'oreille gauche, une pustule s'ouvre et laisse échapper sa sérosité qui se dessèche. Une autre pustule à la main présente le même phénomène. — *Même médication.*

6e *jour de l'éruption.* — La tuméfaction de la face commence à diminuer, les groupes confluents jaunissent et l'épiderme mêlé à la sérosité s'y dessèche. Calme, sommeil, appétit nettement accusé.

7e *jour de l'éruption.* — La tuméfaction de la face diminue rapidement. La dessication des pustules y est générale ; déjà quelques plaques épidermiques se détachent. — Alimentation progressive depuis le retour de l'appétit. Jusque-là, elle ne prenait que de l'infusion de mauve coupée de lait chaud. — Le travail de réparation est tellement rapide que, le 10e jour de l'éruption, la malade était en état de sortir du lit pendant quelques heures.

Remarque. — *Cette observation a presenté deux particularités exceptionnelles : c'est que l'eruption a commencé à se montrer à la poitrine avant la face ; et que la fièvre, qui habituellement tombe à l'apparition des pustules, n'a cessé que vers le 5e jour. Néanmoins, l'évolution pustuleuse eut lieu sans suppuration.*

Troisième observation.

Pl... M..., quarante ans, d'un caractère vif et de robuste constitution, me présente le cas d'une éruption variolique retardée et tenue en suspens par des imprudences qui ont mis le trouble dans l'harmonie circulatoire (14 septembre 1870). — On me raconte que depuis huit jours il est sous l'influence d'un mouvement fébrile continu et accompagné de céphalalgie, de malaise général, de courbature, de *douleurs sacro-lombaires*, d'inappétence. Ce jour-là, je constate sur presque toutes les parties du corps une éruption pustuleuse très-fine qui, au dire des personnes présentes, existe depuis déjà trois jours. Cependant, le pouls est d'une fréquence modérée; mais le malade a de l'insomnie, de l'agitation, du *subdelirium*; en ma présence, il se découvre sans cesse, s'assied, se recouche, parle avec exaltation, et répète à plusieurs reprises « qu'il lui semble qu'il va devenir fou. » Le front est brûlant, l'œil vif, animé, la parole brève, la soif ardente. Le malade éprouve des visions fantastiques dès qu'il ferme les yeux, des bavardages pendant le sommeil. Une vaste éruption de *purpura* hémorrhagique s'est développée depuis hier dans les régions inguinales, internes et supérieures des cuisses.

Je prescris *belladone*, 30e dilution, à prendre de deux en deux heures.

3e *jour de l'éruption* (2e du traitement). — J'apprends que dans la soirée d'hier, le malade a été pris d'un accès de délire violent pendant lequel il est sorti du lit, et s'est mis à courir en chemise dans l'escalier de la maison. Ce matin encore, il a beaucoup d'exaltation, la face est rouge et animée, et l'éruption se développe très-lentement. Vis-à-vis de l'insuccès de belladone 30e, je prescris *belladone* 1re dilut., une goutte dans 300 grammes d'eau distillée, à prendre par cuillerées, de trois en trois heures.

4e *jour de l'éruption* (3e jour commençant du traitement). — Le délire a cessé aux premières cuillerées de belladone. Le pouls est tombé ; l'éruption variolique se développe nettement, confluente à la face qui se tuméfie. La langue se recouvre d'un enduit saburral. Je laisse continuer *belladone*, de quatre en quatre heures, et le jour seulement.

5e *jour de l'éruption* (4e du traitement. — La face se tuméfie de plus en plus ; les pustules se tendent et commencent à blanchir. L'éruption purpurine dont il a été question plus haut s'efface.

Pour neutraliser la tendance ultérieure de l'éruption à suppurer, je prescris *Vaccinium*, 6e dilut. (une goutte dans 125 grammes d'eau distillée), dont seulement deux doses en vingt-quatre heures, seront alternées avec deux doses de *Belladone*.

18 septembre (6me *jour de l'éruption*, 5me *du traitement*). — Face extrêmement tuméfiée, rouge, pustules très-développées, confluentes, tendues, blanches. Évolution normale et complète de l'éruption dans toutes les parties du corps. — État général satisfaisant; désir d'aliments : — Je permets le bouillon de poulet et l'eau sucrée par fractions. — Deux doses de *vaccinium*.

19 septembre (7me *jour de l'éruption*, 6me *du traitement*). — La tuméfaction de la face commence à diminuer, la rougeur s'efface, et les pustules jaunissent. A la surface du corps elles atteignent leur *maximum* de tension, en même temps que la base rouge qui les entoure s'éteint. Les yeux sont remplis de mucus plastique, prescription : deux doses de *vaccinium*.

20 septembre (8me *jour de l'éruption*, 7me *du traitement*). — Quelques pustules commencent à entrer en voie de dessiccation au nez, au front et aux mains. — La tuméfaction de la face continue à diminuer. — Appétit impérieux. — Deux doses de *vaccinium*, lequel est encore continué dans le but de neutraliser toute tendance à la suppuration des pustules.

21 septembre (9me *jour de l'éruption*, 8me *du traitement*). — De nombreuses pustules passent à la dessiccation au nez et au front.

22 septembre (10me *jour de l'éruption*, 9me *du traitement*). — La dessiccation est générale, et la diminution du volume de la face se fait de plus en plus rapidement. La face plantaire de presque tous les orteils présente des sortes de petits abcès remplis de sérosité sanguinolente : j'en fais l'ouverture. — Je donne *vaccinium* pour la dernière fois.

23 septembre (11me *jour de l'éruption*, 10me *du traite-*

ment). — La face se dessèche; elle est rugueuse, et les croûtes prennent un aspect pulvérulent. — Les aliments sont augmentés.

24 septembre (13me *jour de l'éruption*, 12me *du traitement*). — Les orteils laissent encore suinter de la sérosité sanguinolente dans les petits foyers qui s'y étaient formés.

25 septembre (13me *jour de l'éruption*, 12me *du traitement*). — L'influence, exercée par les diathèses herpétique et syphilitique qui dominent la constitution du malade, s'est fait sentir jusqu'à la fin. Dans les jours qui suivirent, la peau n'est devenue nette après exfoliation régulière que dans une partie de son étendue.

Malgré l'administration successive d'*Hepar. S.*, de *Thuya*, et de *Lycopodium*, à la face pendant la première quinzaine d'octobre, et au sternum jusqu'au commencement de décembre, un grand nombre de pustules persistent à l'état boutonneux laissant échapper çà et là du pus à la manière des petits furoncles.

De même, malgré l'absence complète de suppuration à la face, à la face dorsale du nez, et aux régions malaires et frontale où les pustules étaient confluentes, on observe de petites excavations ponctuées irrégulières de la même dimension que celles qui résulteraient de la pression de têtes d'épingles très-petites.

Depuis cette époque, la santé du malade est parfaite.

Quatrième observation. — Varioloïde, avec complication de phénomènes cérébraux.

D..., âgé de quarante-six ans, blond, de taille au-dessus de la moyenne, bien constitué, et indemne jusque là de toute affection constitutionnelle, éprouve, le 10 mars 1871, les phénomènes prodromiques de la variole : céphalalgie frontale des plus intenses, courbature générale; douleurs dans la région lombaire, pouls plein, dur, très-fréquent, peau brûlante et sèche, anorexie, etc. Ces phénomènes ont été précédés de plusieurs jours de malaise avec froid, frissons, douleurs dorso-lombaires. Actuellement encore, des frissons erratiques passent rapidement à la surface du corps et, quand il s'est mis au lit, il était d'une faiblesse à fléchir sur ses jambes.

Prescription : *Aconitum nap.*, 6e dil., (une goutte dans 300 grammes d'eau distillée), une cuillerée toutes les trois heures.

11 mai (3me *jour de la maladie*, 2me *du traitement*). Nuit extrêmement agitée, sans sommeil, au milieu de sueurs extrêmement abondantes, état mental voisin du délire et des hallucinations. — Céphalalgie frontale lancinante et brûlante continue; soif très-vive. — Langue jaunâtre; — ce matin deux vomissements de quelques gorgées de bile verte; sensibilité de la région épigastrique au toucher; douleurs aux membres et tout autour de la ceinture, etc.

Je fais alterner *Aconit*, 6e avec *Bellad*, 6e dil., par intervalles d'heure et demie.

12 mai (4me *jour de la maladie*, 3me *du traitement*). — *Éruption commençante de pustules conoïdes, discrètes, et de dimension moyenne. — Persistance des phénomènes généraux ci-dessus indiqués, de la fréquence du pouls, de la chaleur et des sueurs.*

Même médication par intervalles de deux heures.

13 mai (5me *jour de la maladie*, 2me *de l'éruption*, 4me *du traitement*). — Mêmes phénomèmes, même agitation nocturne, avec visions fantastiques, délire tranquille, bavardages continuels; fièvre et sueurs extrêmement abondantes. *Suspension de toute médication.*

14 mai (3me *jour de l'éruption*, 5me *du traitement*.) — Nuit encore extrêmement agitée, délire dans lequel il se croyait dans une maison de santé. — Cependant, vers midi, le calme

renaît, il cause tranquillement comme à l'état de santé; depuis l'arrivée du jour le pouls est tombé, et les sueurs se sont modérées. — L'éruption se développe et prend la teinte opaline. *Absence de toute médication.*

15 mai (4me *jour de l'éruption*, 6me *du traitement*). — La nuit a été très-calme; — le pouls à 90 pulsat., — L'éruption continue à se tendre, il existe une légère tuméfaction de la face. *Absence de médication.*

16 mai (5me *jour de l'éruption*, 6me *du traitement*.) — L'éruption arrive à son *maximum* de tension, et prend la teinte blanche opaque. Dans le nombre, quelques pustules commencent à brunir et annoncent une dessiccation rapide.

17 mai (6me *jour de l'éruption*). — La dessiccation se généralise. — État général excellent.

Remarques. — Les phénomènes cérébraux, la persistance de la fièvre, malgré l'éclosion de l'éruption pustuleuse, et les sueurs profuses, constituaient des symptômes fâcheux. Cependant il n'y avait là qu'une varioloïde, car le gonflement de la face et des mains faisaient défaut, l'éruption elle-même était discrète, et entrait dès le 6e jour dans sa période de dessiccation sans passer par celle de suppuration qui, lorsque nulle médication n'intervient pour s'y opposer, est la conséquence inévitable de la variole vraie. — Craignant une brusque rétrocession de l'éruption pustuleuse, et constatant l'inutilité de la médication à faire tomber l'excitation cérébrale, et la fièvre qui, dans les conditions normales, cède à l'apparition des pustules, j'estimai que la brusque suppression des remèdes, dont l'action primaire s'identifiait avec excès peut-être aux phénomènes morbides, ferait cesser cette tension phénoménale, et faciliterait la réaction curative... ce qui eut lieu aussitôt.

Dr Paul Pitet.

LA VARIOLE ET LE VACCIN

PAR M. LE DOCTEUR TURREL

Bien que la question de la variole ait perdu pour Paris, du moins, son opportunité. Si nous croyons devoir revenir sur son traitement prophylactique et curatif, après notre confrère le Dr Pitet, qui a si logiquement démontré le danger des vaccinations en temps d'épidémie, c'est qu'il y a urgence d'insister sur un point de doctrine méconnu même de quelques-uns de nos confrères en Hahnemann.

J'ai appris qu'un médecin de Paris, qui figure dans le personnel médical de l'hôpital Hahnemann, consulté par une dame, autrefois un client, qui, sur mon conseil, s'était mise à l'usage du vaccin dilué comme préservatif, aurait protesté par un haussement d'épaules et par un sourire ironique contre cette précaution. Le très-savant Docteur ne croit à la préservation de la variole que par la revaccination. Sur ce point, je le renvoie à la solide argumentation du Dr Pitet : il nie absolument l'action préservative et curative du vaccin dilué, et administré par la bouche.

Il me semble donc indispensable de revenir à l'étude des principes si étrangement mis en oubli par un médecin ayant voix au chapitre : car si la clinique de l'hôpital homœopathique repousse d'autorité, sans vouloir l'expérimenter, le puissant et infaillible agent homœopathique dont j'ai depuis deux ans préconisé et justifié l'emploi, j'ai le droit de douter de l'utilité de cette clinique qui se montrerait aussi résolûment hostile à une médication rationnelle, que la faculté de Paris à la thérapeutique de Hahnemann.

J'ai hâte de déclarer que si j'émets ce doute à l'endroit de la clinique, c'est crainte que cette utile création ne manque dès ses débuts à tout ce que l'homœopathie attend d'elle, et que je conserve l'espoir qu'elle ne suivra pas les défaillances sciencifiques de l'un de ses chefs désignés.

Si nous prenons en considération, comme c'est notre devoir, les très-sérieuses objections pratiques, émanant de membres considérables de l'Académie de médecine, contre les revaccinations en temps d'épidémie, que restera-t-il comme prophylaxie aux malheureuses populations envahies par le fléau de la variole. La doctrine de Hahnemann nous donne heureusement une solution satisfaisante : interrogeons-la sur ce point spécial.

Pourquoi la vaccination est-elle un moyen d'immunité contre l'invasion de la variole? L'allopathie ne trouverait d'autre explication à cette singularité physiologique que l'argument de Molière à propos de l'opinion. L'Homœopathie répond que la maladie vaccinale, ressemblant singulièrement à la maladie variolique, la prophylaxie par le vaccin est une nouvelle et éclatante démonstration de la *loi de similitude*.

Mais si c'est à la propriété des semblables qu'est due l'action du vaccin, non-seulement elle sera préservatrice, ainsi que l'expérience l'a incontestablement démontré, elle devra être aussi curative, puisque l'ensemble des symptômes, développés par l'évolution vaccinale, ressemble beaucoup à l'ensemble des symptômes dus à l'évolution variolique.

Le vaccin est donc le plus sûr médicament à employer pour combattre la variole.

Sous quelle forme devra-t-il être employé? Notre École se bornera-t-elle à imiter servilement le procédé Jennérien, ou bien, analysant avec sa rigueur accoutumée les conditions de curalilité des maladies d'après la loi de similitude, aura-t-elle recours au seul mode logique d'action thérapeutique du vaccin convenablement dilué, pour être introduit par le tube digestif comme modificateur du principe morbide?

M. le Dr Pitet a démontré les dangers de la pratique Jennérienne en temps d'épidemie. Nous ne pouvons donc recourir, en ce moment, qu'au vaccin dilué. Voyons s'il est bien regrettable d'avoir à renoncer à l'inoculation, au moins pendant le règne de la variole.

Notre témoignage, à cet égard, ne saurait être suspect, car c'est l'Académie de médecine qui a révélé, mis hors de contestation, les faits de syphilisation par l'intermédiaire du vaccin recueilli sur un vaccinifère infesté de cette terrible cachexie. Il est du reste d'observation, et le peuple l'a bien remarqué, que la vaccination est trop souvent chez des enfants, jusque-là bien portants, le point de départ de formidables maladies transmises de bras à bras par la gouttelette vaccinale. Il ne faut donc pas s'étonner de la répugnance que bien des mères montrent à faire vacciner leurs enfants.

Le vaccin de bras à bras est donc suspect et doit être singulièrement modifié et affaibli par le mélange avec les divers liquides des organismes viciés, par lesquels il est transmis. La vaccination devrait, en conséquence, pour produire sans inconvénients tous ses effets utiles, n'être pratiquée qu'au moyen du *vaccin spontané*, recueilli directement au pis de la vache. Mais combien d'individus pourraient-ils bénéficier de ce vaccin ? Le nombre en serait extrêmement limité, surtout si l'on veut bien réfléchir que le vaccin de vache, provenant *d'inoculation*, se transmet avec toutes ses imperfections, et comme s'il était propagé de bras à bras.

Si, au contraire, reconnaissant que le vaccin préserve et guérit en vertu de la loi de similitude, nous renonçons à la méthode barbare et primitive de l'inoculation, et nous contentons d'administrer cet héroïque agent par les voies digestives, voyez quelles conséquences découlent de ce nouvel ordre d'idées.

Convenablement dilué, c'est-à-dire multiplié à l'infini par la méthode des divisions hahnemanniennes, l'agent médicamenteux doit, pour avoir toute sa virtualité, être choisi à sa source la plus pure, c'est-à-dire avoir pour point de départ une gouttelette de vaccin recueilli sur le pis d'une vache où il se sera *spontanément* développé. Or, cela est possible, et une seule pustule vaccinale peut ainsi fournir aux besoins médicamenteux d'une ville, de la France, de l'Europe entière.

Porté à un degré de division méthodique, le vaccin n'est plus susceptible de produire les aggravations dangereuses de méthode d'inoculation. Il peut donc être administré régulièrement, et à titre de préservatif, en temps d'épidémie dans toute une cité; de plus, il est singulièrement efficace pour combattre la variole déclarée; sous ce rapport, aucun agent médicamenteux ne lui est comparable. Je crois l'avoir démontré dans la *Bibliothèque homœopathique*, t. I, p. 349, et t. II, p. 161. J'apporte aujourd'hui deux nouveaux témoignages en faveur de cette médication.

Bien que la variole ne se soit pas montrée, cette année, à Toulon, comme il y a deux ans, sous forme épidémique, elle a cependant fait dans notre ville plusieurs victimes, et j'ai eu occasion de l'observer chez deux sujets, dans des conditions qui me paraissent intéressantes à mentionner, les malades ne m'ayant été confiés qu'après avoir reçu les soins d'autres médecins.

1re OBSERVATION

Mademoiselle A..., rue de la Glacière, 25, seize ans et demi, d'un tempérament nerveux, d'une constitution délicate, est obligée de s'aliter, le 1er juin, avec une forte céphalalgie et un mouvement de fièvre; le médecin appelé prescrit quelques sangsues à l'anus, et la fièvre ne s'amendant pas, le 3, il administre un purgatif à l'eau de sedlitz; le même jour apparait l'éruption variolique avec mouvement fébrile violent, agitation excessive, insomnie et délire. La situation semble s'aggraver le 4; la malade est dans un affaissement extrême, alternant avec des crises de délire et d'agitation; on se décide à recourir à l'homœopathie le 5 au matin. Je trouve le malade dans l'état suivant :

Éruption discrète et nullement en proportion avec la gravité des symptômes généraux. 120 pulsations faibles, chaleur âcre de la peau. Soubresaut des tendons, langue sèche et brune, soif ardente, diarrhée involontaire, *subdelirium*, aspect typhique de la physionomie. Je prescris *vacccinium* 12e, une goutte dans 150 gram. d'eau distillée, à prendre par cuillerée de trois en trois heures. Bouillon froid pour boisson.

Le 6, les boutons varioliques sont moins turgides que la veille, la malade va mieux et a dormi d'un sommeil paisible pendant quelques heures. — 100 puls. égales, régulières ; physionomie ouverte et souriante, langue humide, désir d'aliments.

L'amélioration va progressant le lendemain et les jours suivants. Je donne *vaccinium* 24e quelques jours, et j'alimente progressivement. La convalescence est complète le 11, et la malade peut faire, le 13, sa première sortie.

2e OBSERVATION

Monsieur A..., charpentier, vingt-cinq ans, demeurant rue Geneviève, 17, au Pont-du-Lac, est malade depuis quatre jours ; il a été soigné par un médecin du quartier, qui l'a énergiquement purgé. Son état s'aggravant, et une éruption variolique confluente se manifestant avec fièvre ardente, agitation et délire continu, la famille me fait appeler le 28 juin au matin.

Je trouve le malade couvert de pustules varioliques développant leur sommet ombiliqué sur une large base enflammée. Langue rouge et sèche, soif vive, chaleur âcre insupportable de la peau, pouls à 120 pulsations dures et vibrantes ; urines rouges et rares. Je prescris *vaccinium* 6e, une goutte dans 150 gr. d'eau distillée, à prendre, de trois en trois heures, par cuillerée, eau sucrée pour boisson.

Dès le lendemain, 29, un changement considérable s'est produit dans l'état du malade. Il a dormi pour la première fois, depuis une semaine ; la chaleur de la peau est modérée ; le pouls ne bat plus que 100 fois, et n'a plus la dureté de la veille; la rougeur de la base des pustules est bien affaiblie, et l'éruption semble arrêtée dans son évolution.

Le 30, l'amélioration se continue; le pouls bat 80 fois, les pustules se sèchent sans passer par la période croûteuse ; le malade réclame des aliments.

Je lui fais une dernière visite le 4, et le 7, il reprend son service dans l'arsenal de la Marine...

J'ai toujours vu le vaccin dynamisé, administré à l'intérieur, produire de rapides et durables améliorations dans la marche de la variole ; voilà pourquoi j'adjure mes confrères de Paris, surtout ceux qui ont un service clinique, d'expérimenter cet excellent moyen de traitement et de prophylaxie.

Toulon, 14 juillet 1870.

REVUE DES JOURNAUX ÉTRANGERS

LECTURES SUR L'HOMŒOPATHIE APPLIQUÉE, PAR LE Dr H. N. GUERNSEY

Traitement du Croup.

Aconitum : — Est indiqué quand l'enfant est fébrile, chaud, agité, avec mouvements de jactitation des jambes. La respiration est plus bruyante dans l'expiration que dans l'inspiration, et c'est surtout aussi pendant l'expiration qu'apparaît la toux, le petit malade semblant appréhender cette toux et se mettre en colère contre elle. — Donnez *Acon.* aussi souvent que vous le penserez nécessaire, toutes les 25, 30 ou 60 minutes, suivant les exigences du cas. Dans la majorité de ces cas, il suffira à la guérison, sans que, s'il est homœopathique à l'affection, il soit nécessaire de donner *Hepar* et *Spongia*, en alternation ou en succession avec lui. Si l'enfant est mieux le lendemain, donnez *Sacch. lact.* et attendez l'effet. — *Acon.* convient pour la toux, croupale ou autre, qui paraît pendant l'expiration.

Arsenicum : — Le cas est toujours pire après minuit; il s'empire par accès pendant lesquels l'enfant semble être agonisant de détresse et d'anxiété; entre les attaques, il paraît relativement à l'aise, bien qu'encore malade. Donnez une seule dose d'*Arsen.*, et restez près de votre malade pour observer les paroxysmes. Le premier qui suivra la dose peut quelquefois être plus fort que les précédents; le second et le troisième seront moins intenses, et ainsi ils diminueront successivement de violence. Chez plusieurs enfants, a qui conviendra *Arsen.*, vous trouverez qu'ils ont eu des urticaires.

Belladona : — La toux est très-rauque, rude, croupale, et chaque accès amène à l'enfant une grande rougeur du visage qui peut même injecter les sclérotiques oculaires. Il se plaint souvent d'une chaleur excessive au larynx, et parfois son aspect est effaré et comme terrifié.

Dans la coqueluche, où la toux congestionne aussi fortement la sclérotique, donnez *Bell.*

Bromine : — Beaucoup de râlement dans le larynx, continuant dans l'inspiration et l'expiration; respiration râlante, sifflante, suspirieuse. Il y a ordinairement beaucoup de chaleur à la face, et souvent il se forme une fausse membrane qui, rejetée, conserve le moule du larynx. — Donnez *Bromine*, dans de l'eau, par 1/2 heure, jusqu'à amélioration.

Chamomilla : — J'ai eu, dans un temps, peine à supposer que *Cham.* pût être jamais un remède pour le croup; mais dans un cas où tout échouait, observant à la fin que l'enfant devait être continuellement porté en tous sens par la chambre pour l'empêcher de s'agiter et de crier, je donnai *Cham.* et l'enfant guérit.

Hepar sulfuris : — La suffocation croupale paraît plutôt pendant la toux ; l'enfant suffoque aussitôt qu'il tousse, et ces accès sont plus fréquents après minuit. Le petit malade a souvent la face rouge, beaucoup de fièvre, de l'enrouement et du râlement ; il est obligé de s'empêcher de tousser à cause de cette suffocation.

Jodium : — Il y a de la douleur à chaque accès de toux, ce dont l'enfant vous avertira, ou, s'il est trop jeune pour le dire, vous observerez qu'en toussant ainsi il saisit sa gorge et sa poitrine. Il y a souvent visage froid, voix rauque et profonde.

Kali bi-chrom. : — Le mucus est tenace, filant, visqueux ; la mère est forcée d'essuyer continuellement la bouche de l'enfant, et ce mucus se tire de la bouche et pend à la serviette en longs filaments flexibles. Plutôt indiqué chez les enfants gras, potelés.

Lachesis : — Le croup même et la suffocation se manifestent pendant que l'enfant dort. — « Le mal a débuté du côté gauche et tend à passer à droite ; » l'enfant respire mieux, étant éveillé.

Lycopodium : — « Le côté droit est d'abord pris, ou l'affection débute par le nez, qui est bouché et d'où les produits de sécrétion tombent dans le pharynx. »

Phosphorus : — Indiqué quand le croup s'empire vers le soir; l'enfant se trouve mieux le matin, et devient enroué et malade la nuit; la voix est *très enrouée* et la *toux profonde*. Les enfants grands et minces sont les sujets les plus sensibles à l'action du *Phos*.

Spongia : — La toux est sèche et sifflante, comme un murmure, et elle a un son éclatant, métallique. L'enfant semble suffoquer tout le jour et toute la nuit, dormant ou éveillé. La toux parfois endolorit le larynx. Bien que la fièvre souvent soit très-forte, ne donnez pas *Acon.*; il est quelquefois utile de le faire suivre par *Hepar*.

Tartarus emet. : — Il y a, juste au dessous du larynx, a chaque fois que l'enfant tousse, le même son que produirait une cupule pleine de mucus; c'est plus qu'un râlement: et en même temps il y a peu ou pas d'expectoration muqueuse, L'enfant peut être altéré, mais ne boit que peu à la fois, et sa tête peut être chaude et suer abondamment,

CARACTÉRISTIQUES. — *Arnica :* — Bouffées de chaleur au visage, la nuit au lit; réveil avec effroi, à plusieurs reprises.

Lachesis : — Se trouve malheureux, surtout le matin en se levant; — avec urine foncée à sédiment coloré.

Gelseminum dans la céphalalgie : — Le malade croit qu'il va devenir aveugle et sait qu'il couve un terrible mal de tête, lequel arrive en effet : parfois il s'évanouit à force de souffrance ou doit se coucher et rester tranquille toute la journée.

Sepia dans la céphalalgie : — La douleur vient par violentes *secousses* comme s'il se faisait un grand choc dans la tête. Pendant que le malade vous décrit ses symptômes, vous remarquerez qu'il s'arrête quand ces secousses se manifestent. Ces accès violents, les douleurs à saccades, quand elles se présentent ailleurs que dans la tête,indiquent *Sepia*.

(*The Hahnemannian Monthly*).

CARACTÉRISTIQUES DES MÉDICAMENTS LES PLUS IMPORTANTS DE LA FIÈVRE INTERMITTENTE, PAR LE Dr T. S. HOYNE, PROFESSEUR DE MATIÈRE MÉDICALE ET THÉRAPEUTIQUE.

(*Lu au Collège médical hahnemann de Chicago*).

Acon : — Dans les cas récents ; chez les sujets pléthoriques; anxiété pendant la chaleur.

Apis : — Frisson vers 4 heures du soir; pire à la chambre chaude ou près du poêle; frissons renouvelés par le plus léger mouvement avec chaleur de la face et des mains; cas invétérés; pas de sueur; — tombe dans un profond sommeil.

Anac. : — Pendant la sueur, respiration courte.

Antim. crud. — La sueur se manifeste pendant la chaleur, mais disparaît bientôt et est de nouveau suivie d'une chaleur sèche ; très-grande tristesse ; humeur désespérée.

Arnica : — « Froid qui semble pire au creux de l'estomac. » — Avant le frisson, bâillements et soif; pendant le frisson, tête chaude, face rouge, soif qui fait boire à grands traits; adipsie pendant la chaleur ou la sueur.

Arsenicum : — « Mélange de chaleur et de froid. » — Avant la fièvre, accès de défaillance, besoin de se coucher, douleurs abdominales et thoraciques; — pendant la fièvre, aggravation des autres symptômes; état paralytique; — pendant le frisson, malaise fébrile, froid dans le ventre, douleur au creux de l'estomac, spasmes de poitrine, insipidité des aliments, envie de vomir; — pendant la chaleur, bouffées à la face, douleurs au foie, rougeur de la peau; — pendant la sueur, bourdonnements d'oreilles.

Belladona : — Pendant la fièvre, irritabilité nerveuse et sensibilité.

Bryonia : — « Le froid débute par les lèvres, le bout des doigts et des orteils; forte soif dans toutes les périodes; » — pendant le froid, désir de se coucher.

Cactus : — Pendant la chaleur, respiration courte, impossibilité de rester couché, douleurs pulsatives dans la région utérine; dans l'apyréxie, bien-être.

Calcarea C. : — « Le froid commence au creux de l'estomac, comme par une masse fixe, de froid déchirant qui augmente avec le frisson et disparaît avec lui; » — avant la fièvre, pesanteur de la tête et des membres; douleurs déchirantes dans les articulations, besoin de s'étendre; — pendant la chaleur, pesanteur des membres; — pendant la sueur, anxiété.

Capsicum : — « Le froid débute dans le dos et irradie en tous sens; » — chaleur avec frissons, puis sueur; — pendant le froid, intolérance du bruit; paresse d'esprit, contraction des membres, tuméfaction de la rate; — pendant la chaleur, mauvais goût dans la bouche, tenesme inutile. — « Chez les constitutions molles, muqueuses, froid prédominant, soif pendant le froid ou pendant le froid et la chaleur ; beaucoup de douleurs dans le dos et dans les membres; selles visqueuses, brûlantes. »

Carbo veget. : — « Paroxysmes irréguliers, commençant parfois par la sueur, suivie de frissons; » — avant la fièvre, froid aux pieds, odontalgie; — pendant la chaleur, douleurs dans les jambes.

Causticum : — Pendant la sueur, pesanteur et bourdonnement dans la tête.

Chamomilla : — Pendant la chaleur, une joue rouge et chaude, l'autre froide et pâle.

China : — Avant la fièvre, anxiété, palpitations de cœur, éternuements; — pendant la fièvre, douleurs au foie; — pendant la chaleur, lèvres brûlantes; — type anticipant ou retardant.

Cimex : — « Le froid débutant, il ferme les mains et entre en fureur ; celui-ci s'accompagne de douleurs dans toutes les articulations ; — sueur à la tête et à la poitrine, avec faim. »

Cina : — « Les malades se frottent très-souvent le nez ; » avant la fièvre, envie de vomir.

Coccid. : — Pendant la fièvre, spasmes en général, crampes d'estomac.

Conium : — Pendant la sueur, éruption.

Cyclamen : — Pendant le frisson, sensibilité au froid.

Eupatorium perfol. : — « Plusieurs heures avant le frisson, soif qui continue pendant le frisson et la chaleur; » — « Vomissements à la fin du frisson ; » — « froid intense le matin, un jour, et le lendemain, frisson léger vers midi ; » — avant la fièvre, roideur des doigts; — pendant la fièvre, faiblesse; — pendant le frisson, tremblement.

Eupatorium pur. : — « Le froid commence au dos et se répand à tout le corps; » — « pas beaucoup de sueur; — en se remuant pendant la sueur, un frisson traverse le corps; — les paroxysmes paraissent à différentes heures, de jour en jour; — pendant la fièvre, désir de boissons froides et acides; — pendant le froid, désir de limonades; — pendant la chaleur, larmoiement.

Ferrum : — Pendant la fièvre, bouffissure au-dessous des yeux, distension de l'abdomen.

Gelseminum : — Pendant la chaleur, douleur dans une jambe, secousses dans les membres; — chaque frisson se succède rapidement du sacrum à la base de l'occiput.

Hepar S. : — Urticaire démangeant, avant et pendant le frisson; » — sueur, puis frisson; — avant la fièvre, goût amer dans la bouche; — pendant le frisson, enrouement.

Hyoscyamus : — Pendant la fièvre, toux nocturne; — pendant la chaleur, accumulation de mucus dans la bouche; goût putride de la bouche.

Ignatia : — Pendant le frisson, vomissements alimentaires, soif; la chaleur externe fait plaisir et par elle s'améliore le frisson; — pendant la chaleur, adipsie, froid aux pieds, frissons internes, la chaleur externe est désagréable.

Ipeca : — « La fièvre commence par un frisson interne, qui s'empire à la chaleur; » — « douleurs dorsales, frisson court, fièvre longue, plutôt chaleur avec soif, céphalalgie, nausées, toux et sueur à la fin; » — pendant la fièvre, esprit troublé et poitrine oppressée; — symptômes gastriques pendant l'apyréxie.

Kali C. : — Pendant la fièvre, coqueluche; — pendant la chaleur, pulsations dans l'abdomen.

Lachesis : — Pendant le frisson, spasmes.

Lycopodium : — Soif après la sueur; — pendant la fièvre, vomissements acides.

Ledum : —Pendant la sueur, démangeaisons par tout le corps.

Mercurius : — Pendant la sueur, palpitations de cœur.

Natrum muriat. :— « Frisson violent vers 11 heures du matin, avec forte soif qui persiste dans toutes les périodes; — la chaleur est caractérisée par une céphalalgie très-intense; » — avant la fièvre, lassitude; — pendant la fièvre, ampoules perlées sur les lèvres; — pendant le frisson, stupeur; — pendant la chaleur, obscurcissement de la vue.

Natrum sulf. :— Pendant le frisson, face pâle; chaleur interne de la tête.

Nitrum acidi : —Pendant la chaleur, sécheresse de la gorge.

Nux vom. : — Sueur, puis frisson, puis sueur; — sueur, puis chaleur; — pendant la fièvre, attaque apoplectique, délire, sentiment de paralysie dans les membres; — pendant la chaleur, brûlement dans les mains, brûlement des oreilles, urine rouge, vomissements muqueux, alimentaires ou aqueux; — pendant la sueur, fourmillements à la peau.

Opium : — Pendant la fièvre, ronflement, tiraillements dans les membres.

Petroleum : — Sueur générale, avec frissons partiels; — pendant la chaleur, brûlement dans la bouche.

Phosphorus : — Pendant la fièvre, urines troubles; — pendant la sueur, urine copieuse ou trouble.

Phosphorus acidi : — Pendant le frisson, palpitations de cœur.

Podophyllum : Pendant la chaleur, loquacité.

Pulsatilla : — Avant la fièvre, assoupissement pendant le jour, diarrhée visqueuse; — pendant la chaleur, douleurs de parturition, assoupissement, trésaillements en s'endormant; — dans l'apyréxie, règles supprimées ou irrégulières.

Rhus Toxicod. : —Avant la fièvre, brûlement dans les yeux, mucosités dans la bouche; — pendant la fièvre, urticaire, oppression au creux de l'estomac avec gonflement; — pendant le frisson, fatigue douloureuse des membres, douleurs dans les hanches et les mollets; — pendant la chaleur, lèvres sèches; — pendant la sueur, sommeil léger; — a été produite en se baignant, surtout dans l'eau froide. — « Une toux sèche, tourmentante, paraît avant le frisson et continue avec lui. »

Sabadilla : — Pendant le frisson, douleurs dans les côtes.

Sambucus : — Avant la fièvre, sueurs.

Sepia : — Pendant la fièvre, urine brune et fétide; — pendant le frisson, torpeur des mains.

Spigelia : — Pendant le frisson, douleurs faciales.

Staphysagria : — Pendant la fièvre, saignement des gencives.

Stramonium : — Chaleur, puis froid, puis de nouveau chaleur.

Sulfur : — Pendant le frisson, délire; — pendant la chaleur, sensation de malaise interne; — pendant la sueur, tenesme, vomissements.

Thuya : — Pendant la chaleur, torpeur des doigts; — pendant la fièvre, congestion de sang à la tête; — sueur partout, excepté à la tête.

Veratrum alb. : — Pendant la sueur, paleur de la face.

(*The medical Investigator.*)

NÉCROLOGIE

Le Dr Christopher Davis

L'Homœopathie, la médecine en général, les pauvres, et plus spécialement les malheureuses victimes de la guerre, qui maintenant dévaste la France, ont éprouvé une grande perte dans la mort du Dr Davis qui, après quelques jours de maladie, succomba à la variole, à Pont-Mangy, le 27 du mois dernier.

Le Dr Davis naquit à Bridgetoron, Barbades, en 1842; il y fut élevé à un excellent collége, et d'abord destiné à être ministre; mais un changement de vue complet sur les sujets religieux le proposa à embrasser la carrière médicale.

Il passa le stage habituel à Saint-Barthalomenés hospital, où il obtint plusieurs distinctions, et conquit le respect et l'amitié de tout ceux au contact desquels il se trouva.

Le Dr Davis espérait le poste de médecin ordinaire de cet établissement quand il fut si malheureusement et si subitement enlevé.

Le Dr Davis passa l'année médicale 1869-70 à Marischal-collége, Aberdem, où il eut à en supporter d'immenses fatigues morales et matérielles. Outre ses devoirs d'élève à l'infirmerie royale, il assistait, comme aide particulier, le professeur de chirurgie. Il fit sa thèse doctorale « sur les deux maladies confondues sous le nom de syphilis... »

En septembre, il prit, seul, à Sedan, la charge d'une ambulance contenant 500 soldats blessés et malades, en piteux état de saleté et de misère. Bavarois et Français, morts et mourants, gisaient étroitement serrés sur le plancher de terre battue d'une vieille manufacture de laine, dont les fenêtres étaient exactement closes, les membres baignant littéralement dans le pus et dans le sang des blessures. C'était un amas énorme de toutes sortes d'ordures (dès le début, le le docteur en fit enlever quarante charretées), dont la puanteur remplissait les salles; pas de chirurgiens, ni infirmiers, ni provisions.

En prenant possession de l'ambulance, le Dr Davis y trouva, en tout, deux citrons et une bouteille d'eau-de-vie. Les ravages exercés par la variole et la dyssenterie mettaient le comble à cette accumulation de misères.

Les salles furent nettoyées par le docteur, avec l'aide de ses amis personnels. Aux frais d'environ 20 liv. st par jour; même avant que cette lourde charge lui eut incombé, Davis avait formé et préparé l'exécution d'un projet de gigantesque bouillon, en faveur des malheureux habitants de Pont-Mangy, de Balan et des campagnes, qui mourraient littéralement de faim. — Enfin il donna son aide aux autres ambulances, à qui les privations ne manquaient pas toujours.

Il mettait tant de cœur à soutenir son établissement que dans un cas où la provision était insuffisante, il prit la montre qu'il avait eu en prix au collége, et déclara qu'il la vendrait plutôt que de voir quelqu'un s'en aller les mains vides.

Contraint de faire un court voyage en Angleterre, le docteur, pendant son séjour, y travailla si bien à chercher des secours pour les pauvres gens, et à courir partout, qu'il était tout à fait épuisé quand il retourna à Pont-Mangy. En dépit de sa fatigue, il insista pour visiter l'hôpital militaire de Sedan, où, dans la salle des varioleux il prit, suppose-t-on, le germe de l'affection qui s'est montrée si fatale. Il s'était toujours opposé à la vaccination et n'avait jamais été vacciné. S'il eût utilisé la grande découverte de Jenner, peut-être sa vie précieuse eût-elle été préservée !

La mémoire du Dr Davis vivra dans beaucoup de cœurs et sous différents cieux, mais nulle part elle ne sera plus bénie que dans le village de Pont-Mangy, où, pendant longtemps, on peut le prédire, des pèlerinages se feront au tombeau du « bon docteur noir », dans ce coin paisible du Fond de Givonne, où il a été enterré.

A cette tombe, Français, Anglais et Allemands l'ont suivi, mêlés, en même temps qu'une grande foule de paysans, au nombre de deux mille, le plus éloquent et touchant tribut au souvenir de celui dont le dévouement à leurs malheurs lui a coûté la vie, dans la fleur de sa jeunesse. Tous les yeux se mouillèrent, quand M. Philipoteau, le maire de Sedan, finit son discours par ces mots : « Est-il possible que Dieu ne récompense pas ceux qui, comme vous, tombent victimes de leur charité et de leur dévouement ? N'avons-nous pas le droit d'affirmer à cette nombreuse assemblée que, mort à 28 ans, pour l'amour de vos semblables, vous avez trouvé, là haut une brillante immortalité ? Puissent nos contrées ravagées ne pas tarder à trouver un digne successeur des travaux humains, qui nous firent connaître le *bon Docteur noir* ! Adieu, Dr Davis, ou plutôt, *au revoir !* »

(*The Bristist Journal Homœopathy, janv.* 1871.)

VARIÉTÉS

Sur les effets du suc des feuilles de Tithymale ou Ésule (euphorbe) contre la jaunisse, par le Dr Klèbe, à Kahla (*Gazette médicale*, juin 1798.)

Quoique les effets de cette plante n'aient été observés qu'une fois par le Dr Klèbe, le cas qu'il raconte est si frappant, qu'il importe de le faire connaître pour mettre les médecins à portée de faire à ce sujet de nouvelles observations.

Une femme non mariée, d'environ 50 ans, fut atteinte, à la suite d'une grande frayeur, d'une jaunisse si forte, qu'en 24 heures tout son corps fut coloré d'un jaune obscur. A cela se joignirent la toux et les autres accidents qui accompagnent ordinairement la jaunisse. On consulta les médecins les plus distingués, on employa les remèdes les plus connus sans aucun succès. — La malade, autrefois très-forte et très-bien portante, s'affaiblissait et dépérissait de jour en jour.

Elle était dans cette triste position quand elle lut dans une feuille périodique qu'un homme avait été guéri par l'usage du suc de *tithymale*, d'une jaunisse et d'une affection de foie, que les médecins regardaient comme incurables. Cet homme avait pris, chaque matin, pendant trois jours de suite, une cuillerée à soupe de ce suc, avec un effet qui surpassa toutes ses espérance, puisque sa guérison fut prompte et complète.

D'après ce fait qui paraissait avoir des caractères d'authenticité, la malade, qui désespérait de son état, se décida à employer le même remède; et dès qu'au printemps les premières plantes de tithymale parurent, elle en fit cueillir. D'après les conseils des médecins, qui lui conseillèrent de n'user de leur suc qu'avec beaucoup de circonspection, elle commença par en prendre 24 gouttes à jeun, ayant soin de n'employer que celui des feuilles séparées de leur tige. Peu à peu elle en augmenta la dose et en prit une cuillerée à café. L'effet fut surprenant: dès les premiers huit jours, la couleur jaune de la peau diminua, les douleurs de la région du foie et de l'estomac disparurent graduellement; enfin, au bout de quelques mois, elle fut complétement guérie d'une maladie qui avait été extrêmement opiniâtre. Elle se porte fort bien et n'a eu aucune rechute depuis ce moment.

La guérison par le remède se fit sans aucun effet bien sensible; *seulement quand la dose de suc était trop grande, il survenait des maux d'estomac, des coliques et des diarrhées.*

Les médecins qui voudront se servir de ce remède ne doivent l'administrer qu'en très-petites doses qu'ils augmenteront ensuite par degrés. S'il est vrai qu'on en avait pris une cuillerée à soupe à la fois, ce ne peut être que par méprise ou par ignorance qu'on ait hasardé une pareille dose, qui ne pourrait qu'exciter de violents vomissements, des diarrhées et d'autres accidents très-graves.

(*Bibliothèque germanique*, Brower, tome I.)

SUR LES BONS EFFETS DU PAVOT BLANC POUR LA GUÉRISON DES PIQURES D'ABEILLES ET DE GUÊPES.

Weise se promenant avec une femme et un enfant de 6 ans, rencontra une ruche pleine d'abeilles. Ces insectes assaillirent ses deux compagnons et principalement le petit garçon, qui poussa des cris effrayants en demandant du secours. Weise le conduisit sur-le-champ dans le jardin, où, ayant cueilli quelques têtes de pavot blanc, il en fit couler le suc sur les piqûres; la douleur cessa presque subitement et l'enfant reprit de la tranquillité; il ne survint même pas d'enflure aux endroits qui avaient été piqués, comme cela arrive ordinairement. L'effet de ce remède fut le même pour la mère qui avait été aussi maltraitée par les abeilles et le gonflement qui s'était déjà manifesté chez elle disparut bientôt après son application L'auteur a trouvé ce même moyen efficace contre les piqûres de guêpes.

On lit dans la relation du voyage du Dr Livingstone dans l'Afrique Australe, le passage suivant (*Voyages autour du monde*, 1866, p. 62) :

« J'ai entendu raconter par les Banyais qui habitent les bords de Zambèze-Tété, d'effroyables effets produits par la piqûre des tampas que l'on appelle ici *carapatos*. La fièvre qu'elle occasionne est extrêmement dangereuse. Les homœopathes apprendront avec plaisir que les indigènes écrasent le tampas et font entrer cet insecte dans le médicament qu'ils emploient contre sa piqûre. »

SOCIÉTÉ HAHNEMANIENNE DE MADRID

PROGRAMME DES QUESTIONS MISES AU CONCOURS POUR L'ANNÉE 1871
Par la Société hahnemannienne de Madrid

I

QUESTION PROPOSÉE ET PRIX OFFERT
par la Société.

Étude synthétique et comparative des médicaments : APIS MELLIFERA, CROTALUS HORRIDUS, LACHESIS et TARENTULA.

II

QUESTION PROPOSÉE ET PRIX OFFERT
par M. le Dr ANASTASIO ALVAREZ GONZALEZ, membre de la Société.

De l'Helminthiasis; ses causes, ses variétés; des différentes maladies auxquelles elle donne naissance chez les enfants; son traitement homœopathique.

III

QUESTION PROPOSÉE ET PRIX OFFERT
par M. le Dr VICENTE QUEROL, membre de la Société.

Histoire de la teigne, depuis l'antiquité la plus reculée. Son siége et ses différentes formes. Ses complications avec la syphilis et la sycose. Est-elle ou n'est-elle pas une forme de la psore? Si elle ne l'est pas, sa complication avec la psore. Traitement homœopathique de ses formes et de ses complications.

Il y aura un prix et un *accessit* pour chacune de ces questions.

Le prix offert par la Société, consistera en une somme de DEUX MILLE RÉAUX (526 fr. 30); le titre de membre correspondant, ou si le lauréat l'est déjà, le titre de membre d'honneur et de mérite, et la publication du mémoire dans le journal officiel de la Société.

L'*accessit* donnera droit au titre de membre correspondant ou à celui de membre d'honneur et de mérite, et à la publication du mémoire dans le journal.

Le prix offert par M. le Dr Alvarez consistera en une somme de MILLE RÉAUX (263 fr. 15), le titre de membre correspondant et la publication du mémoire.

L'*accessit* donnera droit au titre de membre correspondant et à la publication du mémoire.

Le prix offert par M. le Dr Querol consistera en une somme de QUINZE CENTS RÉAUX (394 fr. 70), le titre de membre correspondant et la publication du mémoire.

L'*accessit* consistera en une somme de CINQ CENTS RÉAUX (131 fr. 55), le titre de membre correspondant et la publication du mémoire.

Les mémoires devront être écrits en espagnol, français, portugais, italien, anglais, ou allemand, et adressés au secrétaire général de la SOCIÉTÉ HAHNEMANNIENNE DE MADRID, rue du Clavel, n° 4, avant le 1er janvier 1871. Ils devront être accompagnés d'un pli cacheté contenant le nom et l'adresse de l'auteur. Une même épigraphe sera placée en tête du mémoire et sur le pli cacheté.

Les plis cachetés, accompagnant les mémoires qui n'auront pas été couronnés, seront brûlés sans avoir été ouverts.

Tous les mémoires adressés à la Société deviendront sa propriété.

Les prix seront décernés à la séance publique qui aura lieu le 10 avril 1871, et ils seront remis aux lauréats ou à leurs fondés de pouvoir.

Le Secrétaire général.

Dr Paz Alvarez.

CLINIQUE HOMŒOPATHIQUE

Les maladies éruptives sont dans le vaste champ de la pathologie, le moyen de démonstration le plus décisif de l'efficacité de notre thérapeuthique. Exanthèmes aigus ou dermatôses chroniques, fournissent, en effet, des arguments irréfutables, non-seulement par les symptômes objectifs que la vue peut suivre dans leurs évolutions, mais encore par le temps plus court que nos médicaments emploient à triompher de leur ténacité bien connue, et par l'innocuité complète qui suit leur disparition par le fait du traitement homœopathique.

C'est un principe incontesté par tous les médecins, que la suppression d'un exanthème est suivie de l'apparition de désordres graves et nouveaux provenant des viscères, et traduisant une métastase, un déplacement du principe morbifique qui, primitivement, s'était montré à la peau. Si l'expérience a démontré que la rétrocession, d'une dermatose soit spontanée, soit provoquée par des topiques ou une médication dérivative, a les conséquences les plus fâcheuses et peut engendrer une maladie mortelle, on comprend combien il est important de constater que non-seulement aucune métastase n'est possible avec le traitement homœopathique, mais encore, que la santé générale se trouve singulièrement améliorée aprés ce traitement qui a neutralisé, éliminé ou détruit les principes générateurs de la maladie éruptive.

Le doute n'est pas possible sur ce point, car la guérison de la maladie ayant été la conséquence d'un traitement exclusivement interne, on ne peut, comme quand il s'agit des prétendues guérisons allopathiques, expliquer la disparition de l'exanthème par une action topique, ou par l'évolution naturelle d'une maladie qui a sa durée propre et limitée, même lorsqu'elle est abandonnée à elle-même.

Mais il est évident que lorsqu'on veut invoquer, contre nos traitements, le bénéfice de la guérison spontanée par l'épuisement du principe morbifique ou par la terminaison naturelle de la maladie, argumentation qui peut-être tentée, pour les exanthèmes aigus, mais devient caduque pour les dermatoses chroniques, nous avons la possibilité de réfuter cette prétention hostile par les considérations suivantes :

1° La durée moyenne des exanthèmes aigus étant bien connue, nous démontrons pratiquement que la durée de ces mêmes maladies est abrégée d'une manière notable par l'influence du traitement homœopathique. Cette diminution de la durée varie de la moitié aux deux tiers.

2° La convalescence des maladies aiguës de la peau, soit abandonnées à elles-mêmes, soit traitées allopathiquement, est très-longue, et nécessite un luxe de précautions hygiéniques, réclusion, régime qui ne suffit que très-rarement à prévenir les conséquences de la neutralisation des germes générateurs.

3° Presque toujours les maladies, dont il s'agit, sont le point de départ d'une notable altération de la santé. Un amaigrissement excessif, d'interminables diarrhées, des toux incessantes et même un travail de tuberculisation, sont l'héritage des traitements allopathiques ou la conséquence de l'abandon du patient aux forces médicatives de la nature.

4° Non-seulement on ne voit point se produire de pareilles

conséquences par les traitements homœopathiques, mais les accidents consécutifs précités sont efficacement combattus par le traitement d'après la loi de similitude de la dermatose à laquelle a succédé une maladie transformée ou changé de siége.

Nous avons donné plusieurs fois dans la *Bibliothèque homœopathique* des démonstrations de cette affirmation, (observations de rougeoles, de pneumonies suite de rougeole, etc.); nous apportons aujourd'hui, à l'appui de nos assertions, quelques observations qui nous paraissent peu de nature à imposer la conviction.

URTICAIRE

Bernufus 32

1re *Observation.* — Madame B, 56 ans, tempérament sanguin, se porte habituellement très-bien; depuis les premiers jours de juillet 1871, elle a, vers le soir, de violentes démangeaisons sur tout le corps, qui la portent à se gratter aux avant-bras, sur la poitrine; à la ceinture, surtout, se montrent alors des plaques rosées se détachant en saillies sur un fond rouge vif, de formes irrégulières, et qui s'effacent par moment, pour raparaître avec une opiniâtreté désespérante. Je suis appelé auprès d'elle le 7 juillet : je trouve de la fièvre avec peau sèche, de la soif, de l'appréhension et de l'inquiétude sur l'issue de la maladie, la langue est blanche, l'appétit nul, il existe de la constipation et surtout une insomnie très-fatigante. *(A continuer.)*

SOUSCRIPTION PERMANENTE

POUR LA FONDATION D'UN HOPITAL HOMŒOPATHIQUE.

Mme d'Escure. . . . . 20 fr.

BIBLIOTHÈQUE HOMŒOPATHIQUE

DÉCEMBRE 1871

THÈSE POUR LE DOCTORAT

PAR M. LE Dr LEON SIMON FILS

CONSIDÉRATIONS SUR LES PLAIES PAR ARMES A FEU

> « Il faut que la science qui peut sauver les hommes, soit aussi avancée que celle qui s'ingénie à les détruire. »

Par cette sentence placée au frontispice de son œuvre, notre jeune confrère lance le défi de la science à la gueule de la bête immonde qui, de nouveau, menace notre génération... la barbarie.

Applaudissons à ses nobles essais. Tandis que les barbares du nord amenés sous nos murs par une imprévoyante et scélérate incurie, criblaient de leurs projectiles les remparts des forts de Vanves et d'Issy, brisant les obstacles matériels, mais glissant sur les âmes valeureuses de nos défenseurs, sous cette pluie de fer, notre jeune confrère pansait les blessés, et recueillait des observations fructueuses pour l'histoire des plaies produites par les nouveaux projectiles, fructueuses aussi pour l'art d'en combattre les suites désastreuses, les effets destructeurs.

Quel contraste ! A côté du despote qui trame dans l'ombre son œuvre maudite, sans s'émouvoir, l'homme pacifique poursuit sa mission de sainte curation matérielle et morale, ou de réédification sociale. — Il en sera ainsi tant que la barbarie règnera, tant que sous le couvert du mot de *civilisation*, ou sous l'hypocrite vocable du Dieu tout-puissant, l'homme doué par le créateur d'intelligence et de raison, mettra ses facultés au service du mal, et poussera les nations à se ruer les unes contre les autres, — autorisant de sa parole le mépris de tout droit, le meurtre, l'incendie et le pillage. — Oui, tant que la barbarie règnera, tant que le despotisme légalisé de quelque forme gouvernementale qu'il s'affuble, n'aura pas été asservi et dompté par la puissance de la raison devenue prépondérante dans les masses, l'équilibre social, le règne de la justice, de la sagesse et de l'harmonie en toutes choses, que la philosophie et la science poursuivent de leurs ardentes aspirations, de leurs généreux efforts, seront, comme ils l'ont été jusqu'à ce jour, frappés de stupeur, d'impuissance et de stérilité.

Adam... une génération — vendit son immortalité pour un pacte rompu. Aujourd'hui, même aspect des choses : — les hommes se dégradent, se vendent, et vendent leur patrie pour une pomme qui se nomme de l'or, passant par-dessus le déshonneur et la flétrissure à jamais attachés à leur nom au pilori de l'histoire.

Le banditisme prussien couvant dans l'ombre ses sombres projets, aussi vastes en conceptions que les mondes qu'il voudrait asservir, au jour marqué pour la curée, traitreusement s'élance sur sa proie à l'avance livrée par la trahison et les torpeurs d'une vie molle et efféminée. Pour atteindre son but, les moyens répudiés par les peuples chevaleresques sont ceux qu'il choisit, et le barbare ! il brûle une seconde fois la bibliothèque d'Alexandrie... il pille, saccage, incendie, massacre, adressant particulièrement ses projectiles destructeurs aux temples, aux chefs-d'œuvre de l'art, aux asiles sacrés de la vieillesse, de la souffrance et de la charité publique, ces inviolables sanctuaires de l'humanité aux seuils desquels la haine farouche des hordes d'Attila s'arrêtait respectueuse et attendrie. — Tel est le spectacle étonnant que nous donne cet âge... d'or, que l'on se plaît à décorer du nom de « civilisation moderne! »

Au milieu de tels débordements, la science muette d'indignation s'arrête épouvantée; l'industrie et les arts se demandent s'ils ne foulent pas les cendres mobiles d'un volcan prêt à tout engloutir! — L'aspect d'une dégradation dont l'audace effrontée s'affirme en ces paroles qui sont le renversement de tous les principes de la morale, de la justice et de la raison : « *La force, c'est le droit,* » fait reculer d'horreur!

Tyrans de la vraie liberté, de la vraie justice et du vrai droit, prenez garde!... Ne voyez-vous pas que votre principe est la sentence même de votre condamnation... que votre épée est une lame à deux tranchants qui bientôt va se retourner contre vous? — et ces conquêtes, ces meurtres, ces spoliations, ces désordres que votre principe prétend justifier, ne voyez-vous pas qu'il en appelle les représailles, qu'il en sanctionne à l'avance l'impitoyable vindicte, et en attire sur vos têtes la justification? . . . .

. . . .

Mais, laissons là ces sombres images, et revenons aux pacifiques travaux de notre jeune confrère. L'avalanche des traits ennemis « *telum imbelle* » toujours sera impuissante en face des conceptions de l'intelligence; toujours la science et la raison sauront triompher de la folie!

Plaies produites par les balles de fusil. — Le premier fait qui frappe notre jeune confrère, c'est la rareté des cas où la balle reste dans la plaie; le second, la fréquence de la fracture des os, qui, chaque fois qu'ils sont touchés, sont brisés comminutivement. — Ces deux faits s'expliquent par la vitesse excessive des projectiles. — La forme des balles et leur vitesse rendent beaucoup plus rares les cas où on les voit contourner circulairement les surfaces osseuses, en glissant sous les plans aponévrotiques. — De même encore, elles ne s'arrêtent plus dans les tissus que dans les circonstances où le blessé se trouvant frappé dans une direction très-oblique, le projectile rencontre une grande masse de muscles et de tissus à traverser. — Enfin non-seulement les os sont plus fréquemment brisés, mais leur lésion s'étend généralement beaucoup plus au-delà du point frappé qu'autrefois avec les anciens projectiles.

La vitesse plus considérable des projectiles est aussi une cause plus grande de leur déformation et de leur segmentation. Dans leur choc sur les corps solides qu'elles rencontrent, les balles se divisent en petits fragments plus ou moins tranchants qui souvent occasionnent des blessures inégales, sinueuses, profondes, et parfois très-fâcheuses, ou longues à cicatriser, en raison de la difficulté de leur extraction et de leur séjour plus ou moins prolongé dans les plaies.

A l'appui de chacune de ces particularités des plaies par les balles cylindroconiques à grande vitesse, notre jeune confrère cite d'intéressantes observations. — En l'y suivant, on constate combien la nature est féconde en ressources, même dans les cas les plus graves, et combien aussi le praticien doit être circonspect sur le pronostic de certains cas de blessures même légères. — Ici, c'est une plaie pénétrante des parois de l'abdomen, compliquée de fracture comminutive des os de l'avant-bras..... Le cas est tellement grave, que ni le docteur Baquié, au moment de l'accident, ni le docteur Demarquay, lorsque le blessé arrive à l'ambulance, n'osent pratiquer l'imputation. Cependant, grâce aux soins les plus minutieux, le blessé guérit, et conserve son avant-bras. — Ailleurs, au contraire, c'est une simple contusion de la partie postérieure de la cuisse faite, comme la précédente blessure, avec une balle de rempart, qui devient l'occasion d'une mortification étendue des tissus, d'un travail prolongé d'élimination, et d'une longue convalescence.

M. le docteur Léon Simon s'est aussi préoccupé des moyens d'éclairer, par des faits nouveaux, la question si contreversée des dimensions relatives des ouvertures d'entrée et de sortie dans les plaies faites par les balles. — Il démontre que les divergences d'opinions ne dépendent que des conditions dans lesquelles les observations ont été faites, les observateurs les plus en renom ne s'étant jamais placés qu'à des points de vue essentiellement restreints. — Après l'exposé des opinions si diverses, et si controversables des auteurs sur ce sujet, notre confrère relate le résultat des expériences de M. le docteur Hugier, expériences faites sur le cadavre, et confirmées entièrement par les faits dont M. Léon Simon a été le témoin. — Je vais en rapporter textuellement le résumé analytique :

« La plaie d'entrée peut être égale à celle de sortie, elle peut être plus petite ou plus grande.

« Ces deux plaies sont égales, lorsque les tissus qui répondent aux deux ouvertures sont également souples et doux, que la vitesse et la force de la balle sont à peu près les mêmes au moment de son entrée et de sa sortie; qu'enfin il ne siége pas d'os sous la peau.

« La plaie d'entrée est plus petite que celle de sortie dans les cas suivants : — 1° quand la balle, en sortant, a perdu beaucoup de sa force et rencontre des os immédiatement sous la peau ; — 2° quand elle traverse et pousse au-devant d'elle des tissus beaucoup plus denses que ceux qu'elle a rencontrés en entrant ; — 3° quand elle chasse au-devant d'elle des esquilles ; — 4° quand la balle s'est aplatie, déformée, en traversant les tissus ; — 5° quand, en entrant à travers des tissus souples et doux, elle ressort perpendiculairement par des tissus plus résistants ; — 6° quand la partie frappée par la balle est soutenue moitié par des chairs, moitié par des os.

« La plaie d'entrée est plus grande : 1° Lorsque la balle, en entrant dans l'économie, frappe sur un os résistant, dense, et compacte, voisin de la peau et éloigné de l'ouverture de sortie, » (c'est le cas signalé par M. Tardieu;) « 2° lorsque la balle, n'arrivant pas bien perpendiculairement, rencontre sous la peau une aponévrose très-épaisse, un tendon fort résistant, qui l'ont fait hésiter et s'arrêter dans sa marche ; — 3° lorsque le coup est tiré de très-près, que la balle et la bourre entrent dans les parties, et que la balle est seule : — 4° lorsque la balle entraîne avec elle des portions de vêtement, des boutons, etc., qu'elle abandonne pour sortir seule : — 5° lorsqu'en entrant, elle frappe obliquement sur un os, un tendon ou une aponévrose très-forte qu'elle n'a pas traversés, mais sur lesquels elle a glissé ; — 6° lorsque la balle, après s'être aplatie en entrant ou dans son trajet, s'est divisée et qu'il n'en est sorti qu'une petite portion ; — 7° si le projectile est un corps irrégulier, une balle allongée, apalatie, armée d'un appendice qui entre par son grand diamètre et ressort par le petit (1). »

Dans le deuxième chapitre de sa thèse, M. le Dr Léon Simon étudie les *blessures qui proviennent des projectiles de l'artillerie.*

C'est au fort de Vanves, pendant le bombardement des Prussiens, qui dura du 5 au 26 janvier 1871, qu'il eût l'occasion de faire cette étude. — La proximité des batteries ennemies, dont la plus rapprochée n'était qu'à 1,000 mètres du fort, rendait plus terrible encore la puissance des projectiles dont le diamètre le plus considérable était de 0m22, la hauteur 0m55, et le poids 124 kilogrammes 1/2. La vitesse et le poids combinés de tels projectiles expliquent comment ils purent traverser facilement des murs de casemates qui avaient 2 et 3 mètres d'épaisseur. Redoutables par leur choc, ces projectiles l'étaient encore par le volume considérable de leurs fragments qui poussaient au-devant d'eux avec une grande vitesse les corps qu'ils rencontraient.

(1) Bulletin de l'Académie de Médecine, T. XIV; p. 25 et suiv.

« Mais, dans une forteresse, toutes dispositions sont prises pour parer à cette sorte de danger, et le nombre des hommes atteints, relativement à celui des projectiles lancés, est infiniment faible. Ainsi, dans le fort de Vanves, on évalue à 30,000 le nombre des obus qui y sont tombés, et 158 hommes seulement ont été tués ou blessés; ce qui donne une proportion de 1 homme atteint pour 190 projectiles (1). En somme, en tenant compte des lésions multiples produites par les coups de casemate, et les effondrements d'abris, dans cette dépense considérable de munitions faite par l'ennemi, il n'y a que 122 projectiles (sur 30,000) qui aient atteint les défenseurs du fort, c'est-à-dire, 1/250e environ du nombre total. Cependant, il faut le reconnaître, relativement à l'effectif de la garnison, la proportion des hommes hors de combat est considérable, puisque, sur un effectif de 1,500 à 1,600 hommes, 158, c'est-à-dire 1/10e ont été frappés. »

Sur le nombre total des hommes frappés, 20 sont morts sur le coup; 9 des suites de leurs blessures; — 5 seulement furent amputés.

Les plaies produites par les projectiles de l'artillerie, diffèrent de celles qui résultent des balles de fusil par l'intensité et la gravité des lésions. Néanmoins, dit M. le Dr Léon Simon, il y a parfois entre les unes et les autres une très-grande analogie.

On a beaucoup parlé dans un temps des effets de brûlure déterminé par les engins de guerre. Ambroise Paré les a niés il y a trois siècles. Cependant, l'analogie des effets qu'ils produisent sur les tissus, avec ceux de la brûlure, n'est pas aussi éloignée qu'on pourrait le croire. Comme dans les brûlures, il y a mortification, teinte rouge-noirâtre des trajets, formation d'eschare, travail éliminateur et cicatrice vicieuse. Le

(1) Sept hommes en moyenne, frappés chaque jour, pour 1,428 projectiles qui chaque jour, en moyenne, tombaient dans le fort.

professeur Velpeau fit autrefois remarquer la vérité de cette analogie dans une séance de l'Académie de Médecine.

Passant de ces considérations aux détails pratiques qui concernent le pansement, M. Léon Simon fait ressortir l'importance qu'il y a de retirer promptement des plaies les fragments de projectiles, leur séjour prolongé dans les plaies ayant pour effet habituel de donner lieu à un dégagement d'hydrogène sulfuré et au sphacèle.

Les phénomènes qui, sous le nom de *commotion*, résultent du choc produit par le projectile, et que caractérisent la stupeur intellectuelle et l'insensibilité locale, se trouvent également dans des rapports proportionnels avec la dimension des fragments de projectiles et surtout la violence de leur choc. Cet état se complique généralement aussi d'un phénomène particulier que plusieurs auteurs n'ont pas omis de signaler, et qui consiste en une douleur épigastrique particulière, quelquefois accompagnée de vomissements, etc.

Notre jeune confrère a eu l'occasion de vérifier un certain nombre de remarques pratiques qui se rattachent à la chirurgie des blessures par armes à feu, et qui sont d'une importance réelle, par exemple : — le manque de relation apparente qui souvent existe « entre l'aspect des lésions, et la gravité de leur issue, » — et, réciproquement, la bénignité réelle de certaines blessures graves en apparence. — *Le peu de sang ordinairement perdu* par les plaies est encore un fait qui, généralement, concorde avec l'observation. Il résulte, soit des ruptures artérielles, soit de ce que les artères repoussées par le choc fuient au-devant des projectiles et se déplacent latéralement. Mais, sauf ces cas exceptionnels, *le fait le plus général est l'hémorrhagie primitive* toujours importante, souvent mortelle, et souvent aussi fort difficile à arrêter.

La gravité réelle de la rupture des grosses veines, « qui souvent sont rompues sans qu'il y ait solution de continuité à la peau, est une autre circonstance spéciale qui généralement devient l'occasion d'un vaste épanchement sanguin dans l'intérieur des tissus. Le professeur Jarjavay, dans ses leçons sur ces sortes de lésions, posait en principe « que le sang veineux est essentiellement migrateur ; le sang artériel ne l'est pas. Si donc vous êtes en présence d'un épanchement sanguin avec ecchymose diffuse, vous pouvez être sûr qu'il est le résultat de la rupture de vaisseaux veineux et non d'artères. »

A l'appui de cette remarque, M. Léon Simon cite des faits, notamment celui d'un artilleur qui, atteint de luxation sacro-iliaque gauche déterminée par un éclat d'obus qui l'avait frappé à la partie postérieure du corps, avait un épanchement sanguin qui occupait toute la fosse iliaque externe et la fesse gauche. La résorption en fut cependant assez prompte.

Les *préceptes de thérapeutique* par lesquels notre confrère termine son intéressant travail, se fondent sur les états divers sous lesquels les blessures et les blessés eux-mêmes se présentent.

En premier lieu on doit tenir compte, dit-il, de l'état général qui résulte de la commotion que les organes d'une part, et le système nerveux tout entier de l'autre ont ressenti, état auquel on est convenu d'appliquer le nom de *traumatisme*.

En second lieu, on doit porter son attention sur les secours immédiats que commandent la situation du blessé ; — *s'il y a hémorrhagie*, se hâter d'y remédier par les hémostatiques, la compression, la ligature, moyens auxquels nous ajouterons pour la signaler en passant, *la simple torsion des artères* si efficace et si recommandée depuis quelque temps. — *S'il existe une fracture réductible*, la réduire, poser un appareil, transporter le malade dans un abri convenable, et dans ces diverses opérations, prendre toutes les précautions convenables pour éviter le contact des fragments osseux sur les parties molles ; — extraire les fragments de projectiles ; — débrider les plaies quand l'étranglement est à redouter ; et, dans les cas les plus favorables, si les amputations sont indiquées, attendre pour les pratiquer que les malades soient arrivés à l'ambulance définitive, ou à l'hôpital, c'est-à-dire dans les conditions les plus favorables au succès.

L'amputation immédiate doit être réservée pour les cas où il existe des fractures comminutives irréductibles, des dilacérations artérielles suivies d'hémorrhagies impossibles à arrêter. Dans tous les cas autres que ceux-ci, il est prescrit d'attendre que le blessé soit transporté dans le local où il doit trouver les soins définitifs et le calme qui lui est indispensable. — C'est en se conformant à ces préceptes que le Dr Baquié, sur 158 blessés, n'eût à pratiquer l'amputation que trois fois au fort même, et que trois autres amputations seulement furent pratiqués à l'hôpital vingt-quatre ou trente-six heures après l'accident.

L'espoir de conserver un membre au blessé commande au chirurgien de différer l'amputation quand les circonstances le permettent. C'est là une pratique de la *chirurgie conservatrice* qui a fait de grands progrès de nos jours. Mais il est un élément qu'il ne faut pas perdre de vue, ce sont les conditions d'élévation de température qui dans les climats chauds, ou par les chaleurs excessives de l'été, tendent si particulièrement à augmenter la suppuration des plaies, et à favoriser le développement du typhus, de l'infection purulente et de la pourriture d'hôpital.

La résection plus encore que l'amputation réclame l'immobilité et le repos pour être suivie de succès.

Le *topique* immédiat généralement appliqué pendant le siége fut *l'eau froide*(1). Les chirurgiens de nos jours se sont arrêtés

(1) M. le professeur Péter, savant pathologiste du reste, traite cette pratique de téméraire.... M. Péter peut méconnaître les indications de l'*aconit*

à ce moyen que Doublet, contemporain d'Ambroise Paré, et plus tard S. Cooper, avaient déjà adopté. — Quelques-uns pourtant mêlent l'eau à de l'alcool dans l'idée de prévenir la gangrène et la pourriture d'hôpital. D'autres, *rari nantes*, y ajoutent de l'*arnica*.

L'*arnica*, ce précieux agent, que certain professeur, aussi savant sans doute dans la thérapeutique moderne que dans celle des anciens traite de « remède de bonne femme, » — comme si jamais poseur scolaire avait trouvé un seul médicament ! — l'*arnica*, dis-je, commence à entrer dans la pratique générale. — Le travail le plus complet que nous ayons sur ce précieux médicament est dû aux expérimentations et aux recherches bibliographiques de Hahnemann qui s'est appliqué à coordonner en un tout compact tous les documents cliniques et pathogénésiques épars dans les ouvrages des expérimentateurs. — Suivant lui, c'est à Fehr, qui vivait il y a deux siècles et demi, que l'on doit les indications scientifiques de l'*arnica*. — Mais, à quelle époque remontent les premières notions pratiques de cette substance ? c'est ce qui reste encore à déterminer. Selon toute probabilité, l'usage de ce médicament, comme celui de presque toutes les substances connues, telles que la *belladone*, l'*ipeca*, le *mercure*, le *quinquina* (1) et tant d'au-

du *calendula*, du *symphitum*, de l'*arnica*, etc. ; mais il ne peut ignorer que c'est à l'aide de l'eau froide, à la vérité appliquée par jet continu, qu'à défaut d'une thérapeutique plus savante, nos chirurgiens réussissent à prévenir les réactions inflammatoires consécutives.

(1) L'usage de la *belladone*, de la *jusquiame* et du *datura* nous vient du moyen âge.

Aristote attribue à Dædalus, qui vivait 1300 ans avant J.-C., les premières notions thérapeutiques du *mercure*. Il en est aussi question dans Dioscoride qui indique la manière de l'extraire du *cinabre*, et dans Pline.

Avant Guillaume Pison qui, dans son *Histoire des Indes*, parla le premier de l'*ipecacuanha*, et l'apporta du Brésil, en 1672, cette précieuse substance était inconnue des écoles.

C'est encore aux *sauvages* de l'Amérique du Sud, et non aux écoles ensei-

tres, remonte certainement à la pratique occulte de quelque charlatan, de quelque berger vulgaire, ou de quelque « *bonne femme* » du moyen âge, comme le dit le savantissime professeur ; — et, n'en déplaise aux doctes comme lui de la toge et de la routine officielle, il en a toujours été ainsi ; — l'alchimie fut le berceau de la chimie moderne.

En remontant jusqu'aux âges homériques, jusque par delà des temps de l'*Iliade*, la tradition nous montre Mélampe d'Argos, fils du roi, berger... et médecin, comme tous les rois de ces temps reculés (an 2,090 du monde), guérissant les filles de Prœtus qui étaient devenues folles, en leur faisant prendre de l'hellébore..... Précieux agent ! que ne guéris-tu les folies de nos jours !... — Le même Mélampe guérissait Iphyclus, l'un des Argonautes, lequel était stérile, au moyen de la rouille du fer prise dans du vin. — Homère nous apprend comment Achille, fils de Pélée, guérit Télèphe avec une plante qui a conservé le nom de ce guerrier : l'*Achillea*. — C'est à Mercure qu'on attribue l'usage de la *Mercuriale* et du *pavot Héraclien* ; — au centaure Chiron, celui de la *Centaurée*, du *Nymphœa*. — Et, voici venir les premières « *bonnes femmes* : » en premier lieu, la belle Hélène de laquelle nous vient l'*Inula helenium*, le *Népenthès* qui paraissait doué de propriétés analogues à celles de l'opium ; — Circée, une autre

gnantes que l'on doit les premières applications du *quinquina*. Et c'est de 1638 à 1640 seulement que les Jésuites l'introduisirent en Europe.

Non-seulement les écoles n'ont jamais trouvé un seul médicament, mais il est de tradition parmi elles de se signaler par l'opposition la plus stupide. — L'*antimoine* en est un exemple. En 1603, Turquet fut persécuté par la Faculté pour avoir vendu de l'*antimoine ;* et en 1609, Besnier fut banni de son sein pour s'être servi de l'*émétique*. — Mais, en 1666, la tortue avait fait quelque chemin, et l'*antimoine*, objet des attaques passionnées de Guy-Patin, reçut enfin accès dans les formulaires, en vertu d'une décision solennelle de la Faculté, ratifiée ensuite par un arrêt du Parlement.

Aujourd'hui, c'est à la doctrine de Hahnemann que s'adressent les traditionnelles oppositions, les stupides sarcasmes.

belle, dont Ulysse aborde les charmes sans danger, grâce à l'herbe *Moly* que, selon l'*Odyssée*, Mercure (l'Hermès des Egyptiens) lui avait donnée comme préservatif... Si, soit dit en passant, cette herbe *Moly* n'était qu'un parfum confectionné avec le bulbe de l'*Allium Moly*, ou même de l'*Allium magicum*, la sagesse d'Ulysse, en effet, n'avait plus rien à redouter..... Enfin, je nomme la reine *Artemise*, qui mit l'armoise (*Artemisia*) en honneur.

Mais, aux savants éminents qui ont pour mission spéciale d'enseigner, même ce qu'ils ignorent, et nullement de travailler à découvrir des médicaments nouveaux, — ce qui, du reste, ne leur est jamais arrivé... Ne faisons pas l'injure de croire qu'ils n'ignorent ces choses que par ce qu'elles leur déplaisent, — qu'ils ignorent par exemple, que l'enfant dont parle certaine comédie de Molière, lequel s'étant lancé dans l'espace du haut d'une tour fort élevée, et, arrivé à terre, se mit aussitôt à courir comme si de rien n'était, — avait pris auparavant de l'*arnica*... oui, de l'*arnica* dilué dans la Seine, au pont d'Austerlitz, et précieusement recueilli au pont des... Invalides! — A la vérité, recueilli en deçà ou au-delà, il n'eût pas eu la même vertu... Aussi, nous renvoyons à ces doctes modifiés de la « *libre pensée*, » c'est-à-dire, de la *pensée en servage*, leurs plaisanteries surannées.

Le microscope, l'analyse chimique et spectrale sont des instruments sublimes pour découvrir la texture des éléments anatomiques; mais ces précieux moyens ont leurs limites... Ils n'ont pas le pouvoir de nous faire trouver les propriétés des substances médicinales inscrites sur les facettes cristallines des minéraux, ou dans le calice des fleurs. Cet ordre de connaissance est encore du domaine de l'expérience, mais d'un mode tout autre que celui qui appartient à l'analyse chimique ou anatomique. — Trois mille ans se sont écoulés depuis qu'Hippocrate recommandait aux écoles l'expérimentation des médicaments sur l'homme, et les écoles sont restées sourdes. — Galien vint à son tour (an 131 de J.-C.), et recommanda l'expérience directe des substances médicinales, disant que leurs propriétés ne se déduisaient aucunement de leurs qualités physiques, mais de leurs actions directes sur les organes et les fonctions de l'homme en santé et en maladie. Lui-même ne donnerait aux malades que les médicaments qu'il avait d'abord expérimentés sur lui.

Après Hippocrate et Galien, Paracelse (1495-1541), — Van-Helmont (1577-1644), — puis, Gesner et Stork, le grand A. Haller, Murray, Matthiol, Quarin, Hufeland, Hahnemann aux gigantesques travaux, Fourcroy, Schwilgué, Barbier, Brodie, Ettmuller, Chaussier, Fodéré, Bichat, Orfila, Hering de Philadelphie, et cent autres savants de ce siècle et du siècle dernier, non-seulement recommandèrent l'expérimentation, mais la pratiquèrent eux-mêmes, et produisirent d'immenses travaux.

Or, malgré l'impulsion donnée à la science pathogénésique par tous ces savants, l'école d'enseignement est restée sourde, aveugle, mais non muette, car elle insulte aux travaux qui ne sont pas sortis de sa routinière officine. — A l'entendre, elle est l'école du progrès, tandis que, aujourd'hui même, sous le masque trompeur de la « *libre pensée,* » répudiant *à priori* tout principe, toute doctrine, toute méthode autre que le *positivisme*, expression dissimulée de la *méthode expérimentale*, dont il fallait absolument fausser le sens et le nom en haine de la philosophie, — elle se met en lutte ouverte avec la liberté même de la pensée. La *pensée libre*, au contraire, est celle qui n'imposant et ne s'imposant à elle-même aucune contrainte, comme aucune barrière, en philosophie, en outre de sa propre raison prise pour flambeau, appelle à son aide la raison universelle des vérites acquises, des principes et des doctrines reconnues sans conteste ; — et, en matière de sciences, non-seulement cherche, analyse et expérimente, non-seulement applique son entendement à la compréhension des faits mis en sa possession, mais en accueille et en accepte toutes les déductions, c'est-à-dire les principes, les lois, et les théories qui découlent naturellement de l'expérience, — ce que précisément repousse le positivisme, le matérialisme, et la soi-disant libre pensée qui ne veulent pas absolument s'élever au-delà des faits, par peur, non des erreurs auxquelles le faux raisonnement expose, mais bien plutôt des hautes et sublimes vérités que les lumières de la raison peuvent faire découvrir !

De nos jours, un seul savant, le plus remarquable physiologiste de notre époque (1), secouant le joug perfide des écoles, prétendit se frayer lui-même sa voie, selon ses idées qui largement débordaient les sentiers étroits « de la libre pensée », et de l'insidieux « positivisme » ; — qu'en advint-il ? — c'est que l'école, oui, l'école le laissa échapper..... Aujourd'hui, président de la première Académie du monde, il poursuit victorieusement sa carrière, qui est véritablement celle de la pensée libre, c'est-à-dire, de celle qui au lieu d'errer sans flambeau dans les sentiers obscurs de l'empirisme expérimental, et de fermer les yeux de son entendement aux lois et aux théories qui se déduisent des faits, s'appuie sur des principes et une méthode qui est la vraie méthode philosophique.

Les vertus thérapeutiques de l'*arnica* mises en lumière par Fehr, qui ainsi que Meissner, le regardait comme la panacée des blessures (*panacea lapsorum*), devinrent bientôt l'objet de nombreux travaux. Qu'on en juge par les noms de tous les expérimentateurs cités dans la matière médicale de Hahnemann ; Collin, Kummer, Franz, de Meza, Hornburg, Langhammer, Gross, François Hahnemann, Thomas, Thuessink, Baehr, de la Marche, Crichton, Murray, Stoll, Vaskow, Wislicenus, Pelargus, Vicat.

(1) Le docteur Claude Bernard.

Notre confrère Léon Simon sut donc tirer bon parti de sa connaissance des vertus thérapeutiques de l'arnica pendant le temps où il fut appelé à donner ses soins aux blessés. — L'eau arniquée dans les pansements; l'aconit contre la fièvre de réaction inflammatoire, pratique aujourd'hui suivie par le professeur Nélaton ; — enfin, le quinquina contre la faiblesse consécutive aux hémorrhagies abondantes, selon les préceptes d'Hahnemann, furent les principaux agents médicateurs qu'il eut l'occasion d'appliquer avec succès sur les blessés. — Quant aux indications spéciales à quelques substances que parfois il dût prescrire dans des circonstances exceptionnelles, il se réserve de les exposer dans un autre travail.

La première série de ses observations comprend l'époque qu'il passa dans le fort de Vanves pendant le bombardement des Prussiens. La seconde celle où, appelé à faire partie comme chirurgien du bataillon des volontaires de Seine-et-Oise, il fut envoyé aux avant-postes du bois de Boulogne, puis à l'assaut de Montmartre où, blessé grièvement pendant qu'il pensait les soldats de sa première compagnie, il dut se faire transporter à l'ambulance de l'hôpital Homœopathique des Ternes. — Ainsi prit fin la série de ses observations sur le champ de bataille. — Bien qu'interrompu dans son cours, le travail de notre jeune et dévoué confrère est dans l'actualité présente, comme sous tous les rapports, d'un vif intérêt. En même temps, il est le prélude heureux des travaux et des services que l'humanité et la thérapeutique Hahnemannienne sont en droit d'attendre d'un médecin aussi modeste qu'intelligent et distingué.

Docteur P. Pitet.

Paris le 1er décembre 1871.

CLINIQUE HOMŒOPATHIQUE

(Suite)

Je prescris *Copaïvæ balsamum* 9/12 à faire dissoudre dans un grand verre d'eau qui sera pris par cuillerées de trois en trois heures, un peu de bouillon froid et de l'eau pure pour boisson.

Le lendemain il y a déjà une notable amélioration. L'éruption urticaire est devenue constante, mais circonscrite à quelques points très-limités aux avant-bras et à la poitrine; le prurit a cessé d'être douloureux, et il y a un peu de sommeil, ce qui constitue un soulagement très-apprécié par la malade, la langue se nettoie et il se manifeste un peu d'appétit que je satisfais par du chocolat et de légers potages. *Copaïvæ balsamum* est continué de trois en trois heures.

Le troisième jour du traitement, la fièvre a cessé, la nuit a été très-calme, la langue est belle, l'appétit vif; les selles se sont rétablies et je cesse de voir la malade, qui est d'autant plus surprise d'un résultat si prompt et si inespéré, qu'elle avait eu antérieurement une éruption urticaire assez tenace, dont elle avait souffert pendant une quinzaine de jours et qui lui avait laissée une anorexie, un dégoût des aliments qui se prolongea pendant près d'un mois après la disparition de l'éruption.

2e *Observation*. — Madame B., rue Bourbo, 65, âgée de

62 ans, atteinte depuis deux jours d'une éruption ortiée, sans fièvre, mais avec inquiétude dans les membres, prurit violent, insomnie nocturne, urine sédimenteuse rare et produisant à l'urètre, au moment de l'émission, une sensation brûlante, a été guérie en quarante-huit heures par *Copaïvæ balsamum* 6/12 dans un verre d'eau, une cuillerée de quatre en quatre heures. La malade a observé un peu de régime, a renoncé à l'usage du café, et s'est contentée pendant deux jours d'une légère alimentation, chocolat, potages, œufs à la coque.

3e *Observation.* — Mademoiselle B., fille de la précédente, 24 ans, a été, il y a quatre ans, atteinte d'un urticaire qui, traité par les purgatifs, disparut après trois ou quatre jours, mais laissa une longue série d'accidents gastriques. En avril 1871, et quelques jours après sa mère, mademoiselle B. a été en proie à une éruption urticaire avec prurit violent, insomnie nocturne et anerexie. *Copaïvæ balsamum*, 6 glob. de la 12e dil. dans un verre d'eau, a dissipé en deux jours tous les symptômes de la peau et de l'estomac.

4e *Observation.* — M. R..., 12, rue d'Alger, âgé de 16 ans, a été pris, le 14 avril 1871, d'un violent frisson, avec céphalalgie qui l'oblige à se mettre au lit de bonne heure. Appelé le 15 avril au matin, je le trouve dans l'état suivant :

Rougeur vultueuse du visage qui est comme parsemé d'un pointillé rose. Éruption urticaire sur toute la surface du corps, qui offre une chaleur âcre, sèche et mordicante, particulièrement désagréable au contact. Le malade a eu pendant la nuit une agitation excessive avec soif ardente et délire, céphalalgie intense, assoupissement, parole embarrassée, urines rares, foncées en couleur et déposant un sédiment briqueté, 14 puls. Comme commémoratif, je relève que le jeune homme était, il y a deux jours, à la campagne et qu'il s'y est beaucoup agité en plein soleil.

Deux médicaments s'offraient à ma pensée, — *belladone*

en raison de l'insolation et du délire nocture, *aconit* à cause de la fièvre inflammatoire avec soif et sécheresse de la peau.

Toutefois l'occasion se présentait si exceptionnelle de vérifier ce que je croyais être vrai, à savoir : la spécificité du baume de copahu contre l'urticaire, que, après quelque hésitation, justifiée par l'intensité de la fiévre et des symptômes méningiens, je prescrivis *Copaïvæ balsamum*, 6e dil., une goutte dans 150 gr. d'eau distillée à prendre par cuillerées de deux en deux heures.

Le 16, je suis agréablement surpris de constater une grande amélioration. Le malade a dormi, n'a plus été tracassé par le violent prurit de la veille, et la nuit a été exempte de délire. Le pouls a baissé à 100 pulsations, la soif persiste, mais la teinte vultueuse du visage a singulièrement pâli et l'aspect de la physionomie exprime un calme très- différent du regard incertain et hagard de la veille. Je permets quelques cuillerées de bouillon, et je fais continuer le même remède à la 12e dil., par cuillerées de trois en trois heures.

Le 17, la peau a repris sa coloration et sa température normales. Le pouls est à 70 pulsations, la langue belle, et le malade réclame des aliments, ses urines sont claires et abondantes, son sommeil a été paisible et il demande à se lever.

La convalescence ne se dément pas, et le 20 au matin, le jeune R..., avec mon autorisation, partait pour la campagne sous la conduite de M. R..., son aïeul, charmé de cette rapide guérison.

L'urticaire est, en effet, une maladie des plus tenaces, et je me rappelle que le secrétaire général de la maison de Toulon, M. E..., avait eu, en 1854, une éruption ortiée qui le tracassa pendant trois mois, que la médecine allopathique combattit vainement par les évacuations sanguines, les bains prolongés et les purgatifs, et que je réussis à guérir en une semaine par *croton tiglium* et *calc. carb.*

A cette époque, je ne connaissais pas les propriétés spécifiques du baume de copahu qui me furent révélées dans les conditions suivantes (1) :

Un jour se présente à ma consultation un matelot de la flotte qui, placé dans le service des vénériens de l'hôpital maritime, avait été traité par le baume de copahu à doses massives.

Soit excès des doses, soit susceptibilité particulière du patient, il offrait la plus belle éruption ortiée sur toute la surface du corps, et cette éruption s'accompagnait d'un prurit insupportable et de mouvement fébrile. Je la traitai par le *Copaïvæ balsamum* à la 30e dilution, et il suffit de douze heures pour faire cesser entièrement cette maladie artificielle ; mais le souvenir de cette éruption pathogénétique me resta dans la mémoire, et je suis aujourd'hui arrivé pratiquement à la conviction que l'urticaire, a pour spécifique quelque soit son cortége symptômatique, le baume de copahu.

Il ne faudrait pas toutefois, entendre dans un sens étroit ce que je dis de la spécificité du baume de copahu dans l'urticaire.

Les vrais principes de la thérapeutique, découverte et formulée avec une si grande sûreté d'appréciation par Hahnemann, sont que tout médicament dans la pathogénésie représente une maladie artificielle qui couvre le plus exactement possible les symptômes de la maladie naturelle, est le spécifique de cette maladie, ou plus exactement, guérit le plus complétement, le plus sûrement et le plus rapidement possible l'état morbide auquel il s'applique.

Il était indispensable de rappeler cette loi thérapeutique, afin de prémunir ceux de nos confrères qui seraient tentés de placer en regard d'un nom de maladie, le nom d'un remède; outre la tendance naturelle à une certaine paresse qui fait trop souvent négliger l'analyse scrupuleuse des phénomènes

(1) Il convient de rappeler que, dans son admirable pathogénésie, Hahnemann a signalé les éruptions urticaires produites par le baume de copahu.

morbides observés, pour parvenir à trouver, par une analyse parallèle des symptômes médicamenteux, le remède homœopathiquement approprié.

Mais sous le bénéfice de cette réserve, je crois devoir rappeler à l'attention des médecins sur le baume de copahu, comme médicament infaillible de l'urticaire, que cette substance produit des symptômes gastriques très-analogues à ceux qui accompagnent l'urticaire.

Je crois utile également d'éveiller la sollicitude de nos confrères sur l'action du baume de copahu sur les bronches, action qui ferait de ce médicament un agent précieux pour combattre certains asthmes de nature catarrhale. C'est un remède populaire dans les Antilles espagnoles.

Pour donner une idée de la réserve qu'il faut mettre à accepter comme spécifique d'une maladie un médicament, quels que soient les symptômes accessoires de la maladie, je crois devoir rapporter sommairement une observation de scarlatine.

Dans cette maladie grave, la *belladone* est considérée comme spécifique; mais beaucoup plus compliquée, beaucoup plus grave que l'urticaire, la scarlatine a des manifestations symptômatiques si variées, qu'il est difficile d'admettre qu'un seul médicament puisse les couvrir toujours en totalité.

OBSERVATIONS

R. de N., âgé de six ans, constitution lympathique, est atteint de fièvre le 20 janvier 1870. Face vultueuse, toux sèche, yeux congestionnés, difficulté d'avaler les boissons, puis éruption scarlatineuse très-intense, avec fièvre brûlante et 120 puls., tels sont les phénomènes qui s'accentuent du 20 au 22, et que je combats par *aconit*, suivi de *bellad*; obligé de m'absenter de Toulon du 22 au 28, et de confier l'enfant à un confrère, je le retrouve le 28 janvier avec la même intensité de fièvre, une amygdalite très-intense, avec menace de suffocation, une constipation opiniâtre, la langue blanche, anorexie, insomnie avec agitation et dépérissement notable; la famille alarmée avait fait appeler d'une ville voisine un médecin homœopathe qui prescrivit *aconit*, *bryonia* et *m. solub* alternés d'heure en heure. — Après avoir bien étudié les symptômes et constaté que l'insomnie était due non-seulement à la fièvre, mais encore à un prurit insupportable de la peau qui était en pleine période de desquammation, je prescris *apis mellif*, 5 glob. de la 24e dil. dans un verre d'eau, une cuiller de trois heures en trois heures.

L'effet de ce remède fut vraiment magique, le 29 au matin je trouve la fièvre bien diminuée, 80 puls. L'enfant a dormi, sa respiration n'est plus stertoreuse, les amygdales ont diminué de volume, la déglutition est devenue plus facile, et la langue s'est nettoyée, aussi ne suis-je pas étonné d'entendre l'enfant me réclamer des aliments. Je m'empresse de lui accorder plusieurs petits potages, et j'espace de quatre heures en quatre heures les prises du même remède.

Vers le 5 février, la convalescence était complète et le malade put commencer à faire quelques sorties en voiture, et progressivement il reprit ses habitudes vers le 14 du mois.

Je ne saurais trop recommander *apis mellifica* dans les maladies éruptives avec détermination sur les amygdales, surtout lorsque les sensations à la peau peuvent être comparées à celles que feraient éprouver des piqûres d'aiguille.

Mademoiselle M. Sophie, 25 ans, institutrice au faubourg du Pont-du-Lory, est d'une santé délicate, d'une constitution ébranlée par des indispositions variées et habituelles qu'expliquent suffisamment une déviation assez prononcée des vertèbres dorsales et un tempérament lymphatique.

Elle a souvent des laryngites, des angines, des névralgies dentaires, et surtout de fréquentes gastralgies avec constipations opiniâtres qui traduisent un vice de circulation dans l'abdomen, le foie et le système de la veine porte. Les douleurs ont presque toujours leur siége du côté droit du corps. Les urines sont ordinairement sédimenteuses, et contrairement à ce qui se passe en pareil cas, mademoiselle M. a un désir très-prononcé de viande.

Le 27 juin 1870, elle présente à mon observation une large éruption urticaire avec fièvre, occasionnée surtout par l'insomnie et l'agitation nocturnes. La malade ne peut réprimer une irrésistible envie de se gratter, elle a soif et sa langue est blanche. Je prescris *croton tiglium* 9/30 dans un verre d'eau, une cuillerée de trois en trois heures; ce médicament produisit une amélioration assez rapide, et je n'eus occasion de revoir ma cliente qu'en septembre pour ses gastralgies hépatiques avec constipation.

Le 12 juillet 1871, je suis de nouveau mandé auprès d'elle parce qu'elle a une récidive très-intense de son urticaire; à un an de distance elle a vu reparaître, mais avec une aggravation des symptômes précédemment décrits, l'éruption urticaire qui s'accompagne d'une sensation de brûlement insupportable et d'un appareil fébrile très-développé. *Copaïvæ balsamum* 12/24 est alors administré dans 24 cuillerées d'eau, à prendre par cuillerée d'heure en heure, avec ordre d'espacer les doses au fur et à mesure que se produirait un peu de détente.

Le lendemain j'apprends que quelques heures après le commencement de la potion, la sensation brûlante a diminué, l'agitation fébrile s'est calmée, la malade a goûté quelques heures de repos, et elle a pu dormir la nuit, ce qu'elle n'avait pas pu faire depuis quarante-huit heures. Elle réclamait des aliments, elle est complétement apyrétique, et l'éruption a disparu.

Le 11 août, une réapparition de ce tenace urticaire cède en

quelques heures à une nouvelle dose de *Copaïvæ balsamum*, à la 30e dil.

Cette observation nous a paru mériter d'être donnée avec quelques détails pour plusieurs motifs.

L'éruption a été tenace et disposée à récidiver deux années de suite vers la même époque, et cette année-ci, deux fois à un mois de distance.

Elle semble se produire symptômatiquement d'une maladie du foie.

Elle paraît céder à *croton tiglium* mieux qu'à *Copaïvæ bal.*, ce qui infirmerait ma doctrine sur la spécificité de ce dernier. Toutefois, il convient de n'admettre cette différence qu'avec les réserves d'une prudente observation.

En effet, je relève dans mes notes que comparativement à l'éruption du 27 juin 1870, celle du 18 juillet 1871 a été beaucoup plus intense et accompagnée de symptômes plus graves. Tandis que la récidive du 11 août, à trois semaines d'intervalle, n'a été qu'une fugace et imperceptible apparition.

J'aurais donc le droit de conclure que *croton tiglium* n'a pas attaqué aussi homœopathiquement que *copaïvæ bal.* puisque la rechute du 27 juin a été très-violente, tandis qu'avec la tendance que nous connaissons à l'urticaire de récidiver, celle du 11 août a été insignifiante. Mais je comprends qu'il faut attendre l'été prochain pour considérer l'argument comme péremptoire, si je n'ai plus à constater de nouvelles apparitions.

J'ajouterai que si j'ai eu recours à *croton tiglium* lors de la première éruption, c'est sur les indications du Dr Teste, à une époque où je n'avais point vu l'éruption pathogénétique due à l'usage du *baume de copahu* dont je parle ci-après.

Dr TURREL.

(*La suite prochainement.*)

DE LA TOUX

ET SES CARACTÉRISTIQUES POUR LE CHOIX DES MÉDICAMENTS

Par le Dr S. Lilienthal de New-York

Aconitum; toux courte, sèche, quinteuse, seulement *pendant l'expiration*, produite par une sensation de chatouillement excitée dans le larynx irrité et hyperesthesié par le passage de l'air des poumons, produite aussi à toutes les tentatives de déglutition ; toux le plus souvent sans expectoration, avec crainte et agitation, ou expectoration de mucus sanguinolent et même hemoptysie, par l'état de congestion des vaisseaux sanguins, causée par les vents d'ouest, froids secs ou par l'exposition à l'air froid. Aggravation la nuit, spécialement après minuit. Première période du croup ou de la bronchite, avant que la maladie ne soit complétement localisée.

Allium cepa; d'après Hering, comble la lacune entre *acon.* et *ipeca.* Chatouillement dans le larynx avec oppression respiratoire par une pression au milieu de la poitrine ; toux hachante en inspirant l'air froid ; toux et catarrhe avec coryza fluent corrosif. Aggravation le soir, à la chambre ; amélioration à l'air frais.

Alumina ; produit une *grande sécheresse des membranes muqueuses*; toux déchirante, dont chaque coup s'accompagne d'une émission involontaire d'urine; toux hachante, sèche, par irritation du larynx ou du pharynx, spécialement chez les vieillards ou chez les sujets maigres et secs; toux courte, sèche, avec dyspnée et un peu d'expectoration, le matin. Grande sécheresse de la gorge, suivie d'une abondante accumulation de mucus, spécialement le soir et le matin en s'éveillant; constriction spasmodique de la gorge, qui empêche d'avaler, et que soulagent les boissons chaudes; mal de gorge des ecclésiastiques.

Ambra grisea; toux nerveuse et spasmodique; enrouement et raucité de la voix avec accumulation d'un mucus dense, épais, facilement rejeté par la toux; démangeaison, grattement et sensation d'excoriation dans la gorge et la trachée; toux spasmodique, par un chatouillement dans la gorge, avec expectoration de mucus jaunâtre, ou gris-blanchâtre, à goût sûr ou salé le matin, et sans expectoration le soir.

Ammonium Carbonicum; toux chronique avec irritation bronchique et tendance à l'asthme; toux *incessante, excitée par la sensation* de la présence *de duvet dans le larynx.* Enrouement et impossibilité de parler à haute voix. Toux excitée par un chatouillement dans la gorge, comme par une poussière, avec expectoration seulement le matin. Toux avec points au bas du dos.

Ammonium muriaticum; « chasse les glaires » comme disent les Allemands, et produit une augmentation morbide des secrétions de toutes les muqueuses. Renâclement fréquent avec expectoration de mucus blanc ou jaune. Toux sèche le matin, par un chatouillement dans la gorge; toux la nuit en se couchant sur le dos.

Anacardium; toux violente, convulsive, causée par un chatouillement dans le larynx, — pire la nuit, sans expectoration; — dans la journée et après les repas, toux avec expectoration de mucus à goût fade, douceâtre, ou gris et mêlé de sang et de pus. Le matin, mucus épais et visqueux dans la gorge, — les tentatives faites pour le détacher amènent le vomissement; — après la toux, bâillements et assoupissement. Convient, dans la coqueluche, aux enfants contrariants et irritables.

Antimonium crudum; caractérisé comme l'*ammon murial*, par *la dépression de la vitalité des membranes muqueuses*; enduit blanc laiteux de la langue, la toux est résonnante, comme si elle venait profondément de l'abdomen; la gorge semble tamponnée par un mucus épais et tenace, avec expectoration, le matin, de glaires épaisses à goût fade; — l'irritation, qui produit la toux, est ressentie dans l'abdomen, et il y a un renâclement continuel dans le but d'expulser ce mucus. Perte de la voix en s'échauffant.

Antimonium tartaricum; inflammation catarrhale, débutant par le larynx et prenant sa violence dans la trachée et les bronches; beaucoup de toux et violents éternuements; râles muqueux; respiration suspirieuse au commencement de chaque accès de toux; — sensation de brûlement sous le sternum; sensation que la poitrine fut tapissée de velours; — respiration courte, laborieuse, forçant le malade à s'asseoir sur son lit; soulagement temporaire après avoir toussé et craché; — la tête tremble, spécialement en toussant; toux et bâillements alternatifs, particulièrement chez les enfants, avec cris ou assoupissement et tressaillements dans la face; les accès de toux viennent quand l'enfant se met en colère; — toux creuse ou râlante, pire la nuit, avec suffocation; — gorge pleine de mucus, avec sueur au front, vomissements de mucus et d'aliments; caractéristique est le soulagement qu'il apporte aux derniers efforts des moribonds, dont la gorge est remplie par un mucus qu'ils sont incapables d'expectorer.

Argentum nitricum; agit spécialement sur les nerfs vague et sympathique, et irrite les membranes muqueuses. — Sécheresse de la gorge en commençant à parler; brûlement et grattement dans la gorge et l'arrière-gorge; rougeur sombre des parties affectées, avec la sensation qu'il y eût dans la gorge, une esquille piquante, puis fréquente accumulation d'un mucus épais, tenace, d'où proviennent des nausées, et souvent l'enrouement; — le rire amène l'accumulation du mucus dans la trachée et fait tousser; — toux causée par un picotement, une cuisson dans la trachée, avec mucosité dans la poitrine et expectoration d'un mucus transparent comme de l'amidon bouilli; — toux ralentie, seulement le jour et dans la chambre; — enrouement et même aphonie après l'abus de la voix, comme chez les chanteurs, les prédicateurs, etc.

Apis mellifera; enrouement et raucité de la voix, jour et nuit; *toux nocturne obstinée et incessante,* pire la nuit, au lit ou dans une chambre chaude; — enrouement et grattement dans le larynx et dans la trachée, déterminés par une inflammation érysipélateuse, avec oppression de la respiration; — chaleur et cuisson dans la gorge, avec toux hachante par moments.

Arnica, torpeur des capillaires de secrétion et douleurs myalgiques; la toux produit une sensation de plaie contuse dans toute la poitrine, soulagée en soutenant le thorax avec les mains, — plus fréquente et plus forte le soir jusqu'à minuit, pire aussi par le mouvement et en buvant; — neuf fois avec expectoration de mucus putride, qui ne peut être rejeté, mais doit être réingurgité; — haleine fétide, respiration courte et haletante par obstruction et infiltration du parenchyme pulmonaire, suivies de décomposition du sang; — toux sèche, courte, hachante, avec expectoration sanguinolente.

Arsenicum; montre dans ses symptômes un *mélange de dépression et d'irritation :* respiration oppressée, anxieuse, avec secrétion muqueuse difficile, et sécheresse; brûlement et constriction dans le larynx; toux avec arrêt de la respiration et expectoration de mucus pulmonaire mousseux ou à goût salé dans la journée, sans expectoration la nuit. Bronchite et pneumonie des vieillards ou d'une forme grave avec accès de suffocation. — Hydroa labialis.

Arum triphyllum; affections du larynx et de la trachée, par abus de la voix, avec accumulation du mucus; — toux humide avec sensation d'excoriation dans l'arrière-gorge et le larynx; — la voix est enrouée, incertaine, ne peut être gouvernée. — *Mal de gorge des ecclésiastiques et des chanteurs de profession.*

Baryta carbonica; convient au mieux aux *enfants atrophiés,* qui prennent facilement froid, ce que suit toujours un mal de gorge; sensation comme si les poumons étaient pleins de fumée; — *catarrhe suffoquant des vieillards;* — enrouement et perte de la voix à cause de la présence d'un mucus épais dans le larynx et la trachée, avec une sensation de chatouillement au creux de l'estomac. La toux est pire le soir avant minuit, après s'être mouillé les pieds et en dormant dans une chambre froide.

Belladonna; excitation primitive, dépression secondaire; — l'arrêt de secrétion produit la sécheresse de la gorge avec chaleur et douleur en avalant, bouffées de chaleur à la face et céphalalgie; — toux courte, sèche, par un chatouillement dans le larynx, avec élancements en différents points; toux sèche, spasmo-aiguë, avec vomiturition, et grande douleur au creux de l'estomac, la toux semble y retentir; — toux presque ininterrompue. — Râles bruyants dans les canaux bronchiques; — toux rauque, croupale; — la toux produit des douleurs dans la poitrine comme si elle était excoriée; — toux, avec crainte d'hémoptysie, à cause d'un goût de sang que le malade a dans la bouche; — la toux se renouvelle au moindre mouvement, spécialement la nuit. — Laryngite striduleuse.

Bromum; l'effet primitif est anesthésique au larynx et au pharynx, avec une sensation particulière de sécheresse dans la gorge et les parties voisines. C'est pourquoi il y a dès le début : — toux sèche, spasmodique, avec larmoiement et respiration ralentie; — chatouillement dans la trachée *pendant l'inspiration;* — toux rauque, aboyante, par un chatouillement dans la gorge, avec respiration difficile, courte, accélérée; — beaucoup de râle dans le larynx pendant la respiration et encore plus pendant la toux; — la suffocation semble souvent imminente à la suite de l'accumulation dans le larynx, d'une quantité de sueur qui paraît considérable (la même indication pour *tartar emet* a son siége plus bas); — enrouement, aphonie; — aggravation pendant la première partie de la nuit, amélioration après minuit; — goître.

Bryonia; l'irritation produite sur la muqueuse respiratoire ne s'étend pas au-delà de la première ou de la seconde division bronchique. *Expirations plus courtes et plus accélérées que les inspirations;* — sensation pendant la toux, comme si la tête et la poitrine allaient voler en éclats; — expectoration de mucus strié de sang; — *manger et boire excitent la toux, ce qui détermine les nausées et le vomissement;* — toux sèche excitée par une reptation et un chatouillement dans l'estomac; — toux en passant de l'air froid à l'air chaud; — toux spasmodique, suffoquante, spécialement après minuit ou après avoir bu ou mangé, et souvent avec vomissement des aliments; toux excitée par un chatouillement dans la gorge et au creux de l'estomac, le soir et la nuit, sans expectoration, — pendant le jour, l'expectoration est jaune ou se compose de sang coagulé, ou d'un mucus froid à goût fade, désagréable; — toux avec émission involontaire d'urine, enrouement, soif, éternuement, points dans la poitrine et au bas du dos, face rouge; — *aggravation par le contact, le mouvement,* la parole, en riant, en mangeant ou en buvant; — enrouement et raucité de la voix en marchant à l'air libre. — Affections catarrhales et bronchiques, chroniques, des vieillards.

Cactus grand; toux sèche par un chatouillement dans le larynx, — toux *spasmodique,* avec expectoration abondante, visqueuse ou jaune et épaisse, de la consistance de l'amidon bouilli, dans la bronchite et les affections cardiaques; — bronchite chronique avec râle muqueux abondant dans les poumons, et respiration difficile; — toux avec hemoptysie pulmonaire abondante.

Calcarea carbonica; scrofule dans la période d'évolution. Enrouement opiniâtre, incolore; — toux nocturne avec enrouement; accumulation d'un mucus tenace dans le larynx, jusque dans les bronches; — catarrhe avec ulcération du larynx et de la trachée; — toux sèche, viol nte, avec titillation dans la trachée, comme par de la poussière, spécialement le soir, ou pendant le sommeil, ou toux humide avec râles muqueux et expectoration épaisse, jaunâtre, fétide; — toux sèche la nuit et humide le jour; — grande sensibilité au froid, qui pénètre complétement le malade; — les douleurs sont aggravées par le plus léger contact, comme par un courant d'air, le temps chaud ou froid, le bruit, l'excitation.

Carbo vegetab; Enrouement catarrhal chronique; — toux avec expectoration verdâtre, fétide; — âpreté de la gorge, qui produit la toux; — toux creuse, spasmodique, causée par une irritation, un chatouillement dans le larynx; expectoration seulement le jour, jaune, puriforme, brunâtre, sanguinolente à goût putride, sûr ou salé et à odeur fétide; — aggravation le soir, par le mouvement, en marchant à l'air libre, en étant couché. — Agit bien dans quelques épidémies de coqueluches, spécialement dans les temps froids, humides, ou dans les temps de gelée.

Capsicum; toux fréquente et courte, aboyante, pire vers le soir; — après s'être couché, chatouillement et titillation excessifs dans le larynx; — en toussant douleur dans la gorge, comme si une ulcération allait s'y déchirer; lancinations dans la gorge, déterminant une toux sèche, convulsive; douleurs dans une ou dans les deux oreilles pendant la toux; — en toussant, écoulement de mucus nasal sanguinolent; — douleurs de tiraillement dans un ou dans les deux côtés de la poitrine, s'étendant jusqu'au cou; — enrouement.

Causticum; l'un des meilleurs remèdes de *l'aphonie catarrhale* et de la faiblesse de la voix chez ceux qui en ont abusé. Le catarrhe, après une période d'amélioration, parvient à un état stationnaire, et il reste une toux sèche, creuse; — en toussant, *grande douleur d'excoriation dans la poitrine et dans la gorge*, spécialement quand les accès de toux s'accompagnent d'une *émission involontaire d'urine*; toux aggravée en se penchant en avant et le matin; — toux continuelle courte et creuse; — toux excitée par la présence, dans la gorge, d'un mucus âcre, de goût adipeux impossible à détacher et qu'il est nécessaire de ravaler (*arnica*); — enrouement matutinal chronique, avec toux sèche; — accumulation, dans la gorge, de mucus adhérent, qui détermine des nausées; — soulagement de la toux en buvant de l'eau froide.

Chamomilla vulgaris; modère l'excessive sensibilité à la douleur; — chez les enfants maussades, dont la toux est empirée la nuit, en criant, par l'air froid et pendant le sommeil; — chatouillement au creux de la gorge, qui produit une toux sèche, ébranlante, avec râle sifflant et muqueux pendant la respiration; — voix rauque, enrouée, à cause de la présence d'un mucus épais dans le larynx; — après minuit, irritation continuelle, besoin de tousser, orthopnée et rhonchus sibilant; — lancinations et brûlement avec enrouement; — toux, excitée par une irritation dans la poitrine, par un chatouillement dans le larynx et le pharynx, pendant le jour et avec expectoration de petites quantités d'un mucus épais, à goût amer ou putride; — toux et vomissement, le plus souvent *pendant* le temps du repas (*Bryonia* immédiatement après manger).

Chelidonium majus; Broncho-pneumonie bilieuse, avec plénitude muqueuse des poumons, par paralysie du nerf pneumogastrique; — joues d'un rouge sombre (*Tartar. emet*); — souvent avec très-peu de toux, mais quelquefois douleurs pinçantes, crampoïdes au bord interne de l'omoplate droite;

— sentiment de compression du larynx sur l'œsophage, empêchant la déglutition; — toux violente, spasmodique, roidissante, avec douleurs brûlantes, lancinantes et larmoiement abondant; — chatouillement continuel et besoin de tousser dans le larynx, spasme de la glotte; — toux de longue durée avec râle muqueux, toux humide, râlante, persistant pendant un long temps.

China ; débilité après des pertes épuisantes; — *Bronchorrée*, avec malaise général, simulant la dernière période de la phthisie pulmonaire; — toux avec expectoration granuleuse, le jour ou le soir, ni la nuit, ni le matin; — enrouement par la présence de mucus dans le larynx; — sensation d'excoriation dans le larynx et la trachée; — accès de suffocation, comme par du mucus dans le larynx; — suppuration des poumons l'hémoptysie (après de fréquentes saignées), avec points dans la poitrine, aggravés par la pression; — inspiration difficile et expiration rapide; — toux pire le soir ou après minuit.

Cimicifuga; Enrouement et tendance continuelle à tousser, produite par une sensation de chatouillement dans le larynx et aggravée par la parole, la nuit, — spécialement quand ces toux chroniques proviennent d'une *irritation utérine*, comme pendant la grossesse, par l'amenorrhée, l'hystérie; — toux sèche, courte, hachante, jour et nuit; douleurs thoraciques piquantes et lancinantes, empêchant la respiration complète; — *pleurodynie*; — toux chronique, harassante dépendant d'une débilité nerveuse.

Cina ; toux spamodique avec vomissement, par *action reflexe des organes abdominaux ;* — sensation qu'il y ait de la poussière ou beaucoup de mucus dans la gorge. — L'enfant, pendant la toux, est dans un état de rigidité, et, immédiatement après l'accès, on peut quelquefois entendre, dans le larynx, un bruit de gargouillement qui descend jusqu'à l'estomac; — aggravation le matin et le soir et amélioration pendant la nuit; — beaucoup de sueur pendant l'exercice et la toux; — mauvaise humeur excessive.

Coccus cacti; âpreté de la gorge, toux et éternuements; — brûlement dans la gorge en renâclant; — enrouement avec expectoration muqueuse; sensation que du mucus montât et descendît le long de la trachée, ce qui détermine un chatouillement et la toux; — accès de toux si violents qu'ils amènent un vomissement et l'expectoration d'une grande quantité de mucosités albumineuses, épaisses et visqueuses; — aggravation dans la chambre chaude, amélioration à l'air libre.

Conium; produit la prostration de la puissance motrice nerveuse, aussi bien qu'une dépression dans la sphère de la nutrition; — un *processus destructif* est cependant un des caractéristiques de *conium*. Il détermine, dans les organes respiratoires, une toux sèche, hachante, presque continue, aggravée en étant couché et la nuit; — *il y a à peine de toux pendant le jour;* — toux nocturne, violente, spasmodique, causée par une démangeaison dans la poitrine ou dans la gorge ou par une sécheresse de larynx, limitée à une petite place; — pas d'expectoration la nuit, — et le jour, expectoration difficile, sanguinolente, purulente, fétide; — la toux calme la constriction de la poitrine; — toux humide, avec expectoration impossible et nécessite de ravaler ce qui en a été détaché.

Copaïvæ; agit efficacement dans les catarrhes pulmonaires chroniques, où il n'y a point de processus inflammatoire, — avec expectoration abondante de mucosités purulentes, grisverdâtre, à odeur désagréable, quelquefois mêlées de sang.

Corallia rubra; toux nerveuse et spasmodique, toux hystérique, *laryngite striduleuse;* période spasmodique de la coqueluche; — toux violente, spasmodique, et si violente, que les enfants retiennent leur respiration et que leur face devient poupre et noirâtre; coqueluche chez les enfants qui ne prennent que peu d'aliments et de boissons; — pendant une inspiration profonde, sensation, comme si l'air, traversant les canaux aériens, était d'un *froid glacial*, avec tendance à la toux et à une expectoration difficile de mucosités bronchiques; — tout changement de temps amène la toux.

Cubeba: se manifeste plutôt comme un agent comburant et destructif que comme un stimulant : — sensation de brûlement et de constriction dans la gorge, avec toux et renâclement continuels; — respiration bruyante et sifflante; — sensation que la gorge fut remplie et obstruée, avec pesanteur de la tête et danger de suffocation; — toux bronchique incessante, s'aggravant le soir, par la chaleur, et en plein air; — toux croupale, aboyante, avec la sensation d'un corps étranger dans le larynx; — gorge sèche et comme brûlée, respiration accélérée et bruyante; — toux forte, qui semble déchirer et faire éclater les bronches; — expectoration toujours difficile et douloureuse; — toux avec expectoration, d'un mucus jaune, verdâtre, rouillé et strié de sang.

Cuprum; toux nerveuse et *spasmodique;* laryngite striduleuse, coqueluche, asthme; — arrêt de la respiration, avec suffocation; — respiration accélérée avec râle dans les tubes bronchiques; — coqueluche, dans les accès de longue durée, produisant des attaques de suffocation; — amélioration en avalant de l'eau froide; — l'enfant a des crises cataleptiques pendant les accès, il est sans connaissance et sa poitrine est pleine de mucus; — accès de longue durée d'une toux convulsive, avec vomissement des aliments; — couleur bleue des lèvres et de la face; — grande dyspnée et râle après la toux.

Digitalis purpurea; toux creuse, spasmodique par une âpreté et un grattement dans la gorge; — expectoration de mucus gelatiniforme à goût douceâtre, le soir; — enrouement le matin, après une sueur nocturne ; — peut soulager quelques symptômes dans la phthisie pulmonaire.

Drosera rotundifolia ; — toux *spasmodique, nerveuse* et *sympathique;* — tuberculisation pulmonaire commençante (Curie); — haleine mauvaise, fétide, pendant la toux; — accès de toux pires depuis minuit jusqu'au matin, avec forte fièvre, saignement par le nez et par la bouche; — toux avec vomissement des aliments d'abord, puis de mucus à la fin de l'accès; — toux avec constriction de la poitrine, soulagée en pressant celle-ci avec les mains; — âpreté et sécheresse continuelles dans le larynx et la trachée, avec toux sèche, aboyante; — dans la trachée, mucus alternativement mou (jaune, vert, gris), ou induré; — voix profonde, fêlée.

Dulcamara; — inflammation catarrhale causée par *l'exposition à un temps froid, humide;* — augmentation de sécrétion des muqueuses et des glandes, celle de la peau étant suprimée; — longues attaques de toux, pour l'expulsion du mucus, spécialement chez les enfants et les vieillards, par paralysie imminente du nerf vague; toux spasmodique avec sécrétion abondante et mucosités dans le larynx et dans la trachée; — pendant chaque accès, expectoration facile d'un mucus insipide, fréquemment strié de sang.

Eupatorium perfoliatum; — influenza (break bond feber); — *fièvres bilioso catarrhales ;* — toux hectique après une fièvre intermittente supprimée; — toux rude, rauque, avec g. . . . . dans les bronches; — toux nocturne humide; — toux avec face rouge et larmoiement des yeux ; — le malade soutient sa poitrine avec les mains ; — toux précédant ou suivant la rougeole (*sticta pulm.*) ; — sensation de grattement dans la poitrine, à chaque inspiration profonde ; — impossibilité de rester couché sur le côté gauche ; — toux avec respiration asthmatique.

Ferrum ; Phthisie.........: — toux spasmodique, après le repas, avec *vomissement des aliments*, spécialement quand le malade est devenu tout à fait faible par ces vomissements excessifs ; — haleine chaude ; — respiration courte, oppressée ; — plénitude, constriction, sensation de sécheresse dans la gorge ; — le matin expectoration abondante de matières purulentes ; — le soir, la toux est sèche ; — hemoptysie, le matin et la nuit ; crachement de sang avec douleurs passagères dans la poitrine ; — amélioration en marchant lentement ; — tendance hémorragique générale.

Gelseminum ; affections catarrhales, prenant naissance dans un état de relâchement et de débilité du système, au retour des temps chauds, à la fin de l'hiver (fièvres du printemps) ; — enrouement avec sécheresse de la gorge ; — brûlement dans le larynx, descendant jusque dans la trachée ; — toux excitée par un chatouillement et une sécheresse dans l'arrière-gorge ; — en toussant, sensation d'excoriation dans la poitrine ; — douleur courte, par accès, dans la partie supérieure du poumon droit, en prenant une longue respiration et avec élancements de haut en bas ; — période de congestion de la pneumonie.

Hamamelys ; — toux déterminée par un état variqueux dans la gorge (l'examen montre la dilatation et la plénitude des veines superficielles) ; tendance continuelle à une toux croassante ; — *hemoptysie* active ou *passive,* — le sang est veineux et remonte à la bouche sans toux et presque sans effort ; — toux, excitée par un chatouillement, avec goût de sang, le matin au réveil.

Hepar sulfuris calc ; — présente une affinité spéciale élective pour la muqueuse respiratoire : — toux nocturne, rauque, croupale, avec suffocation par le mucus détaché ; — la toux s'aggrave par l'exposition à l'air froid de la nuit et en buvant de l'eau froide ; — toux, quand une partie du corps devient froide ou qu'elle n'est pas couverte (*Rumex*) ; — râle muqueux. continuel, dans la poitrine des enfants, les menaçant parfois de la suffocation ; — sensation qu'il y eût dans le larynx comme un bouchon de mucus, avec élancements ou douleurs d'une oreille à l'autre, en avalant ou en tournant la tête; — titillation dans la gorge, enrouement et toux, d'abord sèche, puis croupale avec mucus tenace; — sensation, comme s'il y avait dans la gorge, une esquille ou une arête (*Argent. nitric*); sifflement dans le larynx, avec endolorissement d'une place limitée; — tuméfaction sous-laryngienne; — mucus tenace dans la poitrine; — endolorissement et faiblesse dans la poitrine, le malade ne peut parler à cause de cette faiblesse; — catarrhe laryngo-trachéal avec beaucoup d'enrouement et après la rougeole.

Hyoscyamus; toux *nerveuse,* spécialement quand l'irritation commence ou augmente aussitôt que le malade se couche, et diminue en se levant ou en s'asseyant; — toux sèche, spasmodique, la nuit (chez les vieillards), par un chatouillement continuel dans la gorge (comme si le voile du palais était trop long); — toux courte, continuelle, causée par une sensation de chatouillement dans la gorge, comme si du mucus s'y était logé; — le jour, expectoration de mucus, à goût salé ou de sang, rouge vif, mêlé de caillots; toux rude, excitée par la présence de mucus dans la trachée et dans le larynx.

Ignatia amara; sensibilité excessive avec impressionnabilité exaltée; — respiration empêchée et accès de suffocation; — arrêt de la respiration, en courant; — chaque fois qu'il se tient tranquille, dans le temps d'une promenade, il tousse; — sensation d'excoriation dans le larynx; — toux creuse, spasmodique, causée, le soir, par une sensation de poussière ou de vapeur de *soufre,* au fond de la gorge, — le matin par n chatouillement au creux de l'estomac, et avec expectoration difficile, le soir, de mucosités, ayant le goût et l'odeur de celles d'un vieux catarrhe.

Ipecacuanha; irritation inflammatoire modérée de la muqueuse, unie à des efforts d'expulsion tout à fait disproportionnés, et visant à un envahissement, par le processus morbide, des extrémités nerveuses, — *autant nevrose que phlogose.* — Respiration rapide, anxieuse; — accès de suffocation dans la chambre, au moindre mouvement, amélioration à l'air libre; — la toux est si précipitée qu'on a à peine un moment pour respirer, en même temps face bleuâtre; — à chaque accès de toux, le malade étrangle, avec roidissement du corps, suffocation et sueur au front; râlement dans la poitrine, des mucosités qui sont parfois vomies; — chaque instant une douleur tranchante, courant de gauche à droite; — toux sèche, ébranlante et déchirante, excitée par un chatouillement, comme par la vapeur de *soufre*, à la partie supérieure du larynx, avec expectoration, le matin, de sang et de mucus; — période de développement du croup, avec teinte rouge sombre des amygdales et du pharynx; — toux du soir convulsive; — plénitude muqueuse de la poitrine, qui ne se dégage pas par la toux; — hemoptysie.

Sodium ; Phthisie pulmonaire non tuberculeuse ; — Chatouillement continuel et besoin de tousser dans la trachée et sous le sternum; — expectoration d'un mucus transparent strié de sang; — sueurs matutinales; — émaciation, fièvre hectique, pouls rapide, diarrhée, et, chez les femmes, aménorrhées; — inflammation du larynx et de la trachée, avec constriction, chaleur et expulsion d'un mucus durci; — enrouement et toux sèche le matin, avec un chatouillement, une titillation insupportable dans le larynx; extension du mal de gorge, le long des trompes d'Eustache, ce qui détermine une surdité catarrhale; — *croup membraneux chez les sujets sains;* — toux, avec expectoration de grandes quantités d'un mucus souvent sanguinolent; — aggravation pendant le mouvement.

Kali bichromicum ; un véritable irritant des tissus organiques, qui produit une augmentation de sécrétion d'un mucus épais et filant, dégénérant quelquefois en pus; — affections chroniques des muqueuses respiratoires; — laryngite et bronchite chroniques, quand l'expectoration est épaisse, difficile à détacher, et rejetée en filaments, plutôt qu'en masses; — toux, pire en se déshabillant, s'améliorant après s'être réchauffée au lit, — pire le matin en s'éveillant; — *sifflement* et palpitations, puis toux violente, avec vomituration et expectoration difficile d'un mucus si *visqueux qu'il peut être tiré en longs fils jusqu'aux pieds;* — chatouillement dans le larynx; — chaque inspiration amène la toux avec enrouement. Dans la diphtérie, augmentation de rougeur des places ulcérées sur les muqueuses buccale et pharyngienne, avec sensibilité exaltée; — dans le larynx, enrouement avec toux, rude et sèche au début, mais, après quelques heures, devenant plus grasse et déterminant, pour le détachement des masses muqueuses, des accès de suffocation. — Les symptômes sont produits ou aggravés par les temps chauds. — Gastrose.

Kali carbonicum, *phthisie pituiteuse,* avec toux violente, expectoration muqueuse jaune, spécialement de bonne heure le matin, quatre heures du matin; — douleur d'ulcération, *points*, par occasion, dans la poitrine, surtout sur les fausses côtes du côté droit, en touchant le côté, ou en respirant profondément; — toux spasmodique, revenant par courts, mais fréquents accès et causée par un chatouillement dans la gorge et le larynx; — le matin et le jour, la toux est humide, mais le pus jaune ou le mucus épais détachés, doivent être avalés; — toux avec expectoration sûre, ou de mucus ou de pus strié de sang; — les yeux sont bouffis entre les sourcils et les paupières.

Hali hydriodicum; Phthisie pituiteuse, avec expectoration purulente, sueurs nocturnes débilitantes, et selles liquides; — toux sèche, hachante, suivie d'expectoration; — enrouement avec douleur dans la poitrine et oppression respiratoire; toux courte, sèche, produite par une âpreté dans la gorge; — aggravation pendant le repos.

Lachesis; atteints spécialement les nerfs pneumogastriques, et produit une constriction et une suffocation vers la gorge, une dysphagie et une dyspnée spasmodiques, et ralentit, jusqu'à l'arrêter, l'action du cœur; — gorge douloureuse, irritable; — toux continuelle, exitée par une titillation derrière le sternum; — toux nocturne ennuyeuse, spécialement chez les enfants, lorsqu'ils s'éveillent et toussent sans interruption, pendant une ou deux heures; — excoriation et âpreté du larynx; — toux sèche, causée par un chatouillement dans le larynx et la trachée, et déterminée par une inspiration profonde, la parole et la pression externe, — le malade ne peut supporter la moindre constriction, pas même le contacte habituel de ses vêtements; — sentiment de plénitude dans la trachée et douleur aiguë sur toute l'étendue do l'os hyoïde; — la gorge, à l'extérieur, est douloureuse au toucher, qui provoque la toux; — toux la nuit pendant le sommeil, ou par un chatouillement au fond de la gorge, aussitôt qu'on s'endort; — toux, comme par quelque liquide qui eut fait fausse route; violents accès de toux; avec efforts de vomissements, causés par des ulcérations dans la gorge; — renâclement d'un mucus abondant, venant de la gorge, avec beaucoup de salive buccale, et expectoration difficile; sécheresse excessive de la gorge, particulièrement quand elle se manifeste en des points qui sont sensibles au contact et au mouvement, et donnent la sensation d'excoriation, qu'aggrave l'inspiration de l'air froid; — aggravation de la toux après avoir mangé ou dormi, en se levant de la position couchée, en fumant du tabac; — inflammation et ulcération de l'amygdale gauche; — spasme de la glotte; diphtérie maligne ou gangréneuse, débutant du côté gauche.

Lachnantes tinctoria ; pneumonie, avec affection du cerveau ; — toux empirée la nuit et après le sommeil; *toux seche*, comme venant du larynx; expectoration striée de sang, avec violentes douleurs thoraciques; — roideur du cou, après la diphterie, la tête est tirée d'un côté.

Ledum palustre ; affections chroniques, caractérisées par le froid et le manque de chaleur animale ; — toux spasmodique, précédant pendant quelques jours l'éruption d'un eczema ou un accès de goutte ; double inspiration spasmodique avec sanglot, comme fait quelqu'un qui a crié après s'être mis en colère ; — constriction spasmodique de la poitrine, en marchant et en montant, arrêt de la respiration avec suffocation et opisthotonos, précédant la toux ; — toux violente, creuse, déchirante, spasmodique, causée par un chatouillement dans le larynx et une oppression suffocante de la respiration, — avec expectoration, après minuit et le matin, d'une matière fétide, purulente, fréquemment d'un sang écumeux rouge-vif.

Lobelia inflata; constriction asthmatique des tubes aériens ; picotements brûlants dans ces tubes ; — dyspnée avec la sensation qu'il y eût une masse au creux de l'estomac, d'où elle s'élevât à la bouche ; — renâclement de grandes quantités de mucus ; titillation dans le larynx, avec toux sèche, courte, fréquente ; — sensation qu'il y eût dans la gorge un corps étranger, empêchant sa respiration et la déglutition.

Lycopodium ; catarrhe chronique persistant des canaux aériens, avec faiblesse générale ; — expectoration purulente, fétide ; coryza fluent avec toux et enrouement ; — formication, la nuit, dans la trachée, toux sèche le matin ; après avoir bu, toux qui endolorit la poitrine ; toux dure, continuelle, jour et nuit, avec émaciation extrême, spécialement chez les enfants ; — toux avec endolorissement de la région gastrique ; — toux grasse avec expectoration de nature purulente ; oppression constante de poitrine avec suffocation par le moindre travail ; — points douloureux dans le côté de la poitrine (*Ehelid* ; côté droit) ; — toux nocturne qui endolorit l'estomac et raccourcit ainsi la respiration, chez les enfants, spécialement pendant le sommeil, et avec mouvement de soufflet des ailes du nez dans les maladies respiratoires des vieillards et des enfants; — affections de la gorge qui commencent au côté droit et irradient au gauche (*Lachesis* : vice versa); — fréquents accès d'inflammation de la gorge, amygdales très-hypertrophiées, indurées et couvertes de plusieurs petits ulcères; — aggravation de quatre heures à neuf heures du soir.

Manganum (comparez *Ferrum*); *maladies chroniques du larynx* et surdité dépendant des trompes d'Eustache; — toux sèche, déterminée en lisant et en parlant à haute voix, avec sécheresse douloureuse; — âpreté et constriction du larynx; — toux et enrouement le matin et en plein air; — expectoration de masses de mucus vert-jaunâtre, sans toux, le matin.

Mephites Putorius; coqueluche, pire la nuit et après le coucher, avec convulsions ou avec sentiment de complète suffocation; — vomissement de tous les aliments, quelques heures après avoir mangé; — toux râlante, chaque matin; en buvant ou en parlant, danger qu'il pénètre quelque chose dans le larynx.

Mercurius; a très-peu d'affinité avec les organes respiratoires; toux grasse, aboyante, avec un peu de râle humide dans les conduits aériens, bien que sans expectoration apparente; — toux convulsive, qui ne peut être maîtrisée, et se présente en fréquents accès; — enrouement avec brûlement et chatouillement dans le larynx; toux violente, sèche, torturante, spécialement la nuit, et brisant la tête et la poitrine, parfois avec vomissement; — aggravation à l'air de la nuit, la nuit, et en étant couché sur le côté gauche.

Niccolum metall; toux sèche, ébranlante, aussi régulière que les battements d'une cloche, et continuant souvent par accès pendant des heures; toux excitée par un chatouillement dans la gorge, le soir; toux nocturne, obligeant à s'asseoir et à soutenir la tête avec les mains; — violent enrouement, le malade est à peine capable de parler; — toux avec beaucoup de dyspnée, mais peu ou pas d'expectoration.

Nitri acidum ; a quelque réputation dans la coqueluche et contre les angines malignes ; — grattement et picotement dans le larynx, avec enrouement, spécialement en parlant pendant longtemps ; — toux violente, aboyante, ébranlante, causée par un chatouillement dans le larynx et au creux de l'estomac et avec expectoration, le jour, de sang mêlé de caillots ou de pus jaune, acide, amer, sûr, ou sale et fétide.

Nux moschata ; affection hystérique des conduits aériens ; — enrouement subit en marchant contre le vent ; — toux en s'échauffant au lit, et, après avoir dormi, le malade s'éveille toujours avec une grande sécheresse de la langue, de la bouche et de la gorge ; — toux avec douleur d'excoriation au larynx et à la poitrine ; — toux pendant la grossesse ; — sensation de constriction à la poitrine.

Nux vomica ; excitation primitive, de pression secondaire ; — atteint plutôt les organes abdominaux que ceux du thorax ; — toux sèche, dure, avec grand endolorissement de l'abdomen ; — coryza, sec, pire la nuit ; — toux excitée ou aggravée par l'exercice : lecture ou méditation ; — toux sèche, avec douleur dans la tête comme si elle allait éclater ; — toux sèche le soir et la nuit, et expectorante le jour ; — sensation, comme s'il y avait quelque chose de détaché dans la poitrine ; — accès de suffocation, après minuit, causés par une constriction spasmodique du larynx ; — démangeaison dans le larynx, — toux accompagnée de nausées et de vomissements.

Phosphorus ; les ouvriers des fabriques d'allumettes sont atteints de bronchite d'une forme très-grave, accompagnée de faiblesse, et souvent d'émaciation et d'éthisie ; — *broncho-pneumonie ;* — enrouement, perte de la voix ; — élancements, endolorissement, sécheresse et âpreté dans le larynx, qui empêchent la parole ; — en toussant, tremblement de tout le corps ; — toux aggravée en passant d'une chambre chaude à l'air froid ; — toux sèche, chatouillante, le soir, avec constriction au travers de la poitrine et expectorante le matin ; — coryza fluent, avec toux pire avant minuit, et avec enrouement, endolorissement et brûlement dans la poitrine ; — expectoration sanguinolente, écumeuse, rouge pâle, rouillée, striée de sang, purulente, blanche et épaisse ; — constrictions spasmodiques de la poitrine ; — congestion et embarras dans la poitrine ; *phthisie tuberculeuse* chez les sujets à formes délicates et à cheveux blonds ; sueurs nocturnes, rougeur circonscrite des joues, hémoptysies, grande irritabilité chez les personnes dont les parents souffraient de goutte, ou qui furent elles-mêmes dans leur jeunesse affectées de maladies des os ; — hémorrhagies profuses, sortant abondamment, puis s'arrêtant quelque temps ; — toux causée par une sensation de constriction dans la région ovarienne gauche et une contraction spasmodique simultanée du larynx, avec renâclement continuel de mucus.

Phytolacca dec; a été trouvé utile dans les *angines ulcérées*, mais pas autant dans la diphtérie vraie, ou quand l'inflammation atteint les organes respiratoires ; — chatouillement au côté gauche du larynx, avec toux hachante et grande sécheresse de la gorge ; — toux vers le matin, causée par une sécheresse du larynx ; — toux sèche, bronchique, avec vive sensation d'âpreté et une légère augmentation de chaleur dans la trachée et les bronches ; — le malade ne peut expectorer qu'en mettant le pouce au point douloureux de la trachée.

Platina; toux *hystérique*, excitée par un sentiment de suffocation derrière la partie supérieure du sternum ; — perte de la voix ; — toux courte, sèche ; — arrêt subit de la respiration dans la gorge, comme il se fait en marchant contre un vent violent ; — oppression de la respiration avec sensation de chaleur s'élevant du fond de l'estomac au creux de la gorge.

Pulsatilla; présente un processus catarrhal, avec une période courte et peu marquée de sécheresse, suivie d'une abondante sécrétion muqueuse ; — enrouement qui ne permet pas de parler à haute voix ; — toux sèche, dès qu'on s'éveille, disparaissant en s'asseyant sur le lit, et revenant aussitôt qu'on se recouche ; — toux courte, sèche, aussitôt qu'on s'échauffe ; — toux sèche, forte, surtout le matin, avec regurgitation et envie de vomir, et sensation comme si l'estomac se retournait de dedans en dehors ; toux excitée par une irritation au creux de l'estomac (toux gastrique sympathique) ; toux très-grasse au début, pire vers le soir ; — vomissement de mucus à chaque coup de la toux ; — toux avec expectoration d'un mucus jaune, amer ; — toux avec expectoration de sang noir, coagulé (pendant l'aménorrhée) ; — expectoration salée, fétide.

Rhus toxicodendron ; affections catarrhales, après s'être mouillé, la peau étant en sueur ; — particulièment convenable aux personnes rhumatisantes, plus malades avant l'orage et par un temps humide ; — douleurs pires après minuit et au repos, soulagées par le mouvement ; — toux forte, qui semble devoir arracher quelque chose de la poitrine ; — toux sèche, agaçante, venant d'abord avant et continuant pendant le frisson ; — mettre ses mains hors du lit donne froid ; — toux courte, sèche, causée par un chatouillement dans les bronches, spécialement le soir et avant minuit ; — toux, le soir, avec vomissement des aliments ; — toux, le matin, bientôt après le réveil ; — chatouillement sous-sternal, qui excite la toux ; — catarrhe aigu : les conduits nasal, laryngien, trachéen et bronchique, semblent obstrués ; et début vers le coucher du soleil, par des éternuments ; — toux sèche, dure, chatouillante, continuant très-forte jusqu'à minuit, où toutes les souffrances sont soulagées, et se renouvellent le lendemain matin ; — en respirant, sensation de froid dans le larynx ; — toux avec points dans la poitrine, sueur générale profuse, et douleur à l'estomac ; — points dans la poitrine et les côtés, pire au repos, en éternuant et en respirant ; — toux avec expectoration sanguinolente ou de sang vif; — expectoration de poussière rouge ou de crachats sanguinolents, très-difficile à expulser, avec forte fièvre; — pendant quelques semaines après la délivrance, elle a une toux terrible, qui semble lui retourner quelque chose dans la poitrine; — *hydroa labialis.*

Rumex crispus, exalte la sensibilité et diminue les sécrétions du larynx et de la trachée; — toux violente, incessante, fatiguante, avec peu d'expectoration, aggravée par la pression, la parole, à chaque *inspiration d'air froid,* et la nuit; — sensation d'excoriation derrière le sternum; — endolorissement et âpreté du larynx, en toussant; — toux dès que le malade se tourne sur le côté gauche; — renâclement de mucosités, situées à la partie supérieure du larynx et de la trachée, avec douleur brûlante, qui s'étend au-delà des bronches du côté gauche, et qui renouvelle une plus forte expiration; — un chatouillement au fond de la gorge ou une pression sur la gorge détermine la toux; — le sternum semble luxé.

Sambucus niger; augmentation de sécrétion de la peau et des muqueuses respiratoires; — dans la phthisie pulmonaire, il repond aux flux hectiques; — sueur nocturne, toux suffocante et fièvre l'après-midi; — accès nocturnes, subits de suffocation, ou il semble que le malade, reveillé après minuit, va étouffer sans être capable d'appeler au secours; — expectoration abondante, avec oppression respiratoire; — enrouement avec accumulation d'un mucus épais dans le larynx; — respiration rapide, sifflante, chantante; — accumulation de mucus dans le larynx; — toux profonde, creuse, suffocante, causé par un spasme de poitrine, avec expectoration, seulement pendant le jour, de petites quantités d'un mucus épais.

Sanguinaria canadensis (comparez *Lycopod*), agit spécialement sur la muqueuse des poumons; — sécheresse dans la gorge et sensation de tuméfaction dans le larynx, avec expectoration d'un mucus épais ; — chatouillement dans la gorge, le soir, avec toux et cephalalgie, — expectoration tenace de couleur rouillée ; — toux harassante, sans trève, avec état inflammatoire marqué, quand il y a doute si on a affaire à une bronchite chronique ou à un tuberculose commençante; — expectoration d'odeur fétide.

Scilla maritima; double action sur les reins et la muqueuse respiratoire; — coryza violent, yeux pleins d'eau, nez égouttant, râlement de mucus, dans la poitrine ; — chaque accès de toux s'accompagne d'éternuements et d'émission involontaire d'urine ; — toux pire le matin et en *buvant de l'eau froide ;* — la toux du matin, même avec expectoration difficile, est plus forte et produit beaucoup plus de douleurs que la toux sèche du soir ; — respiration murmurante, sibilante, la bouche ouverte; — toux continuelle, sèche, excitée par un chatouillement dans la poitrine.

(*A continuer.*)

ERRATA

Page 447, ligne 13, lisez Wm. Tod.
— — — 18, — de Cheveland.
— — — 19, — Bushrod.
— — — 22, — Mc. Clatchez.
— — — 23, — Cafel.
— 457, — 2, — Opportunité, si nous...
— 467, — 24, — *Coccul,*
— 470, — 22, — Christopher.
— 471, — 1, — Bridgetown.
— — — 5, — Bartholomew's.
— 480, — 11, — Qui nous paraissent de nature...
— 178, (Pathogénésies) ligne 17, lisez Leipsig, au lieu de Leitung.

TABLE DES MATIÈRES

FIN DE LA TABLE DES MATIÈRES.

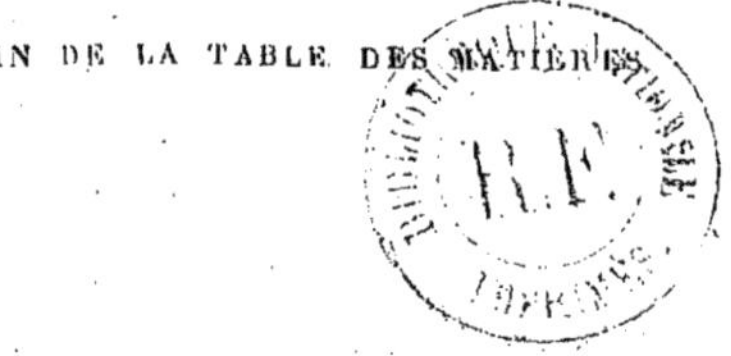

Poissy. — Imprimerie Lejay et Cie.

www.ingramcontent.com/pod-product-compliance
Ingram Content Group UK Ltd.
Pitfield, Milton Keynes, MK11 3LW, UK
UKHW021046200726
13857UKWH00003B/847